解码互联网医疗需求

经济学理论与大数据实证

许多 著

Understanding the Demand for Online Medical Services

Economic Theory and Data Analysis

社会科学文献出版社
SOCIAL SCIENCES ACADEMIC PRESS (CHINA)

前　言

在健康中国战略的指引下，互联网医疗在中国快速发展，越来越多患者选择线上就医。新冠疫情的暴发更是让互联网医疗成为一个热点，引起了政府、学界和社会的高度关注。虽然线上就医变得越来越普遍，但是目前国内对互联网医疗的研究还不充分，对于患者在互联网上的就医需求也缺乏了解。互联网医疗给患者就医需求带来了怎样的改变？具体而言，新型服务形态下患者为何选择线上就医、交易成本大幅降低的背景下患者在线上如何选择医生、患者从线下到线上服务的转变如何受到冲击的影响？这些问题都有待通过理论探讨和实证分析得到回答。患者如何了解、接受和使用互联网医疗服务，将会影响到这一新兴服务模式的发展前景，甚至关乎中国医疗卫生服务体系的长期走势。因此，本书关注患者对互联网医疗服务需求的影响因素，以探求互联网医疗服务在满足居民就医需求方面的潜力与局限。

考虑互联网医疗服务兼具医疗服务和互联网服务的属性，则患者线上就医需求的影响因素为：传统医疗服务需求的影响因素与互联网服务需求的影响因素。事实上，虽然既有的对传统医疗服务需求影响因素的研究已经较为丰富，但近年来，越来越多的研究者正尝试着对互联网服务需求的影响因素进行研究，以探求新的认识。本书在前人文献的基础上，重点分析了因互联网的特殊性而带来的改变：第一，线上就医作为新型服务形态，患者接受和使用线上服务的原因、期待、方式是否有所不同；第二，互联网降低多维度的交易成本，是否会削弱地理距离对患者就医选择所造成的阻碍；第三，患者从只能线下就医变为可以在线上和线下之间进行选择，其习惯如何发生转变。为回答以上问题，本书以健康冲击、地理距离和就医习惯三个层面的变化为切入点，提出"互联网医疗需求是否反映健康需求""互联网医疗需求是否受到地理距离约束"和"疫情冲击如何转变患者互联网医疗需求"三个具体的研究问题，同时使用互联网医疗平台的在线交易订单数据，进行详细的实证分析。

本书采用的研究方法及数据对此议题的探讨赋予了独特的学术价值。通过对在线交易订单数据的详细分析，本研究得以精确地揭示患者的实际需求与行为模式，而非仅基于患者在行业调查中所表达的主观态度或偏好进行推测。由此，本书希望为读者提供一个真实、综合且深入的分析视角，助力深化对互联网医疗的实际影响及其潜在问题的理解。希望本书的研究成果能为医疗政策决策者、医疗机构及技术研发者提供具有价值的参考资料，以应对互联网医疗这一新兴医疗发展模式所带来的机遇和挑战。

2023 年 10 月 8 日

许　多

目　录

第一章
引言与背景

第一节　从健康经济学看互联网医疗

　　数字经济在当今时代已经成为全球发展的重要引擎。它不仅仅是经济增长的新动力，更是推动社会进步、创新和转型的关键因素。随着技术的进步，特别是互联网、大数据、人工智能等技术的广泛应用，数字经济正在深刻改变我们的生活方式、工作方式和思维方式，各行各业都在经历着前所未有的变革。在医疗健康领域，数字技术的应用在提高医疗服务质量、降低医疗成本、提升患者就医体验等方面发挥了重要作用。数字技术使医疗信息的获取、存储、分析和传输变得更加便捷和高效，从而为患者提供更加个性化、精准和高效的医疗服务，随之在医疗健康领域产生了新的商业模式和服务模式。例如，远程医疗、在线问诊、智能医疗设备等新兴业态正在快速发展。这些新兴业态不仅仅是技术的应用，更是数字经济思维的产物，其正逐渐描绘出未来医疗服务模式的轮廓。

　　随着互联网医疗产业快速发展、互联网医疗服务日益受到政策重视，互联网医疗也正进入健康经济学的研究视野。《"健康中国2030"规划纲要》指出，规范和推动"互联网+医疗健康"服务的发展、创新互联网医疗服务的模式是实施健康中国战略的重要组成部分（中共中央和国务院，2016）。基于健康中国战略的指引，国务院、国家卫生健康委员会、国家医疗保障局等部门先后出台《关于促进"互联网＋医疗健康"发展的意见》《关于深入开展"互联网＋医疗健康"便民惠民活动的通知》《互联网诊疗管理办法（试行）》《关于完善"互联网＋"医疗服务价格和医保支付政策的指导意见》等政策文件，鼓励"互联网＋医疗健康"服务的发展。推动"互联网＋医疗健康"发展成为缓解看病难问题的重要举措，对满足多层次多样化医疗健康服务需求、进一步提升人民健康水平有着重要的意义。2021年1月25日，李克强总理在教科文卫体界人士和基层代表座谈会上指出，要"依托'互联网＋'等新技术，扩大优质医疗资源延伸服务范围，缓解群众看病难问题，同时探索与此相适应的监管模式。"在此背景下，越来越多居民选择通过互联网医疗平台在线问诊、咨询和开药（本书将这些行为统称为"线上就医"）。在新冠疫情暴发之前，患者线上就医已经在快速发展，互联网医疗的交易金额从2014年的50亿元增长到2019年的400亿元（Fastdata，2021）；在新冠疫情暴发后，线上就医服务量更是出现了激增：在武汉封城期间，公立医院提供的线上服务量较疫情前同比增长了十几倍，而一些第三方平台的服务量甚至增长了20多倍（国家卫生健康委员会，2020）。健康经济学者指出，互联网医疗在新冠疫情突发时起到了分诊分流、安抚情绪、降低交叉感染概率和跨地区调配医疗资源的作用，成为疫情防控的"第二战场"（朱凤梅，2020）。为了优化监管和引导政策、促进互联网医疗与现有医药卫生体制有机结合，有必要对互联网医疗进行经济学理论研究和实证分析。

在与之相关的众多研究中，研究患者线上就医需求的影响因素及其作用机制是一项关键的基础性工作。从政策价值来看，研究患者是否选择线上就医、患者在线上就医时如何对服务提供者进行选择，这有助于更好地理解患者对不同类型医疗服务的需求，进而为促进线上和线下医疗服务融合发展、优化医疗资源配置、创新监管和医保政策等重点、热点问题带来启示。从理论价值来看，由于互联网医疗兼具互联网与医疗服务的属性，其覆盖群体、服务提供方式与传统线下医疗服务可能具有一定差异；将患者线上就医需求的影响因素与线下就医需求的影响因素相对比，有助于理解互联网技术给患者就医带来的改变，从而可能在产品属性、健康需求、习惯转变等基础性问题上取得进展。

目前，国内学者已经开始关注并研究互联网医疗。一些学者对互联网医疗的行业发展趋势和相关政策进行了分析和探讨（孟群等，2016；赵大仁等，2016），也有越来越多的实证分析研究患者的线上就医意愿和患者择医行为（黄芳等，2021；林瑛妮，2020；袁吉等，2021；朱建平等，2021）。一方面，这些研究为进一步理解患者线上就医需求及其影响因素奠定了必要的基础；但另一方面，现有研究还不够深入和系统，既缺少对互联网特殊性的分析和探讨，也没有较为系统地建立各种影响因素与患者线上就医需求之间的因果关系。因此，本书以互联网所带来的改变为切入点，结合互联网医疗平台的详细交易订单数据，研究三个重要因素对患者线上就医需求产生的影响，从而丰富对互联网医疗的经济学理论认识。

第二节　辨析互联网医疗的基础术语

一　互联网医疗、远程医疗与线上就医

本书把患者通过互联网在线问诊、咨询和开药统称为"线上就医"，而与之相对应的一个重要概念为远程医疗（Telemedicine）。远程医疗这一概念目前在不同学科中广泛应用，尚未形成统一的定义。根据世界卫生组织的梳理，远程医疗包含四个元素：以提供临床辅助为目的；使用信息通信技术；帮助患者突破地理距离，向外地医生问诊；服务的目标为提升人群健康（World Health Organization，2010）。在服务形式上，远程医疗可分为同步远程医疗（Synchronous Telemedicine）和异步远程医疗（Asynchronous Telemedicine）。前者是指通过即时聊天、电话、视频会话等方式，为患者提供实时的服务，主要用于急诊和精神心理等科室；后者则是指通过加密信息传输文本、音频和图片，等待医生进行分析和答复，主要用于皮肤科服务和健康监测等

（Elliott and Yopes，2019）。

在中国，由于互联网经济的兴起和政府的支持，"互联网医疗"这一概念受到了更为广泛的关注。孟群等（2016）将互联网医疗归纳为"以互联网为载体、以信息技术为手段，与传统医疗健康服务深度融合而形成的一种新型医疗健康服务业态的总称"。由此可知，国内所称的"互联网医疗"实际上是远程医疗在中国行业发展背景下的一种应用形式。在现阶段，互联网医疗包括在线问诊与健康咨询、网上预约挂号、医疗检测结果在线传输、电子病历与电子处方、线上药品销售、线上医疗费用结算、线上医疗评价，甚至基于互联网大数据的居民医疗保险（朱劲松，2016）。

本书使用的是来自好大夫在线平台的在线问诊交易订单数据。从理论分类来看，该平台提供的在线问诊服务是一种互联网医疗服务，在国际文献中被称为"直接面向消费者的远程医疗（Direct-to-consumer Telemedicine）"[1]；从现实应用来看，在线问诊是近年来中国患者线上就医的重要实现途径。因此，平台的在线问诊交易订单数据能较好地反映患者线上就医的行为特征。

二 就医需求

根据经济学的基本定义，患者就医需求是指在一定时期内，患者面对可能的各种价格水平，愿意且能够获取的医疗服务量。在实证分析中，本研究结合 Amaral-Garcia et al.（2019）的分析思路，以患者就医需求量的变化来反映患者就医需求的变化。

关于就医需求，社会学和经济学提供了基于不同视角的分析框架。社会学家 R. M. Andersen 最早为研究患者医疗服务使用的影响因素提供了相对完善的框架。Andersen（1968）将患者就医需求的影响因素归纳为倾向

---

[1] 国际文献根据服务的使用者将远程医疗服务划分为仅限于医疗服务提供者使用的远程医疗和直接面向消费者的远程医疗，后者主要指由患者主动发起的，包括在线电话咨询、图文问诊、预约挂号在内的远程医疗服务（Elliott and Yopes，2019）。

性特征（Predisposing Characteristic）、能力资源（Enabling Resources）和医疗需要（Healthcare Needs）三类。倾向性特征主要包括人口因素、社会结构、健康信念；能力资源主要包括可及的医疗资源、就医的交通时间与等待时间、医疗保险和个人收入等；医疗需要则主要指个体对自身健康的体验和判断，可能是家户使用医疗服务最重要的影响因素。经济学家则基于家庭效用最大化的模型分析，研究就医需求及其影响因素。Acton（1973）、Holtmann（1972）等研究将医疗服务作为一种商品纳入效用函数，从而分析政策变量、人口社会学因素对医疗需求产生的影响。Grossman（1972）则从健康人力资本的视角建立模型，分析了年龄、工资率、受教育程度等因素对医疗需求的影响。后续一系列研究对 Grossman（1972）进行了修改和拓展，分析了医疗保险、供给变化等多种因素对患者就医需求可能产生的影响。

患者在互联网上的就医需求可能与线下就医需求有一定共性但也有差异。从共性来看，Andersen 模型所涉及的倾向性特征、能力资源和医疗需要不仅可以解释患者对线下医疗服务的使用，也可用于解释患者对线上医疗服务的使用；经济学文献所讨论的人口社会学因素、个体健康状况、个体经济因素、医疗保障和供方因素都可能对患者线上就医需求产生影响。从差异来看，线上就医的应用范围和就医流程不同于线下，因而相关因素对线上和线下医疗服务需求的具体影响方式可能存在差异。这种差异体现在两个方面。第一，相关因素对患者线上就医需求的广延边际（Extensive Margin）产生影响，即影响到患者是否使用线上就医。由于此前患者已经习惯于线下就医，而线上就医是新兴的服务模式，一些影响因素会使得患者从线下就医转变到线上就医。从理论上讲，促使患者选择线上医疗服务的影响因素和促使患者选择线下医疗服务的影响因素，两者之间存在一定差异。第二，相关因素对患者线上就医需求的集约边际（Intensive Margin）产生影响，即影响到患者线上就医服务量和对服务提供者的选择。由于互联网的特殊性，一些在线下就医需求中不被重视的因素，可能会在线上就医需求中起到较大的作用。当患者在互联网平台上就医时，他们的选择范围从特定一两家医疗机构的医生扩大到全国范围的医生，而平台上已有的评分和用户反馈也让患者所掌握的信息更加充分，例如，医生声誉、口碑和服务质量等在线下难以被患者了解的供方信息，在平台上相对容易获取。

同时，患者线上与线下就医需求影响因素的异同，也可能取决于线上就医和线下就医之间的关系。如果线上就医与线下就医呈现较强的替代性，那么两者影响因素之间的差异可能更大；而如果两者呈现较强的互补性，则两者影响因素之间的共性可能更大。目前，关于患者线上就医与线下就医之间是替代还是互补关系暂时没有定论。事实上，线上就医与线下就医之间的关系很可能取决于患者使用互联网服务的具体目的。基于成本效益的评估来看，一些科室的患者使用远程医疗获得的服务与线下获得的服务几乎是等效的，因而此时线上就医可以在一定程度上替代线下就医；但对另一些科室，线上就医可能只是服务于线下就医。例如，对于皮肤科、内科的一些患者，其在线上就医获得的健康信息和医学建议可以满足健康需求，因而线上就医在此时可以替代线下就医（Shigekawa et al.，2018）。但是，对于骨外科的患者，其在线上就医更可能获得的是线下就医指导和诊后管理，则线上就医在此时与线下就医呈现较强的互补性。同时，从整个医疗服务体系来看，线上就医只是"互联网+医疗"服务模式的一个组成部分，完整的"互联网+医疗"服务模式要求互联网医疗与线下医疗服务相综合、患者线上就医与线下就医相结合（朱劲松，2016）。因此，本书在分析过程中，将会根据具体的场景和设定，来理解线上就医与线下就医之间的关系。

第三节　互联网医疗需求的研究问题与目标

互联网医疗作为一种新兴的服务提供方式，其发展的前景和对医疗体系产生的影响不仅取决于医院、平台对其的投入和推广，也取决于患者对其的了解、接受和使用。因此，理解患者线上就医需求的影响因素，将有助于理解互联网医疗服务在满足患者就医需求方面的能力和不足。

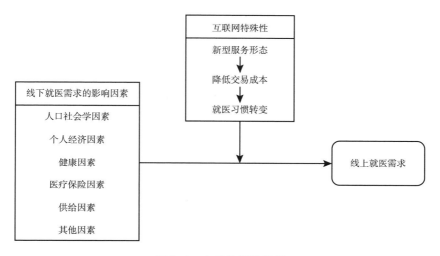

图 1-1 本书的逻辑框架

互联网医疗兼具医疗和互联网的属性，因而患者线上就医需求的影响因素可能是线下就医需求影响因素与互联网服务需求相关因素的综合。如图 1-1 所示，人口社会学因素、个人经济因素、健康因素、医疗保险因素、供给因素等会影响到居民线下就医的需求，而互联网的特殊性可能改变这些因素在线上就医时产生的影响。互联网具有便捷性、低成本、匿名化等多种属性，可能在消弭信息差距、扩大覆盖范围、促进服务效率等方面改变患者就医方式和就医偏好，从而体现出新的需求表现形式。在诸多因素中，本书选择最为基础的如下三个特殊性，深入研究互联网医疗需求的新变化。

第一，患者在线上就医时面对的是新型服务形态，有着与线下就医较为不同的流程和体验，而患者接受和使用线上服务的原因、期待和方式都可能有别于线下医疗服务，因而患者线上就医需求的产生可能受到多种因素的影响。例如，在线下就医需求中，健康冲击有着极为重要的影响，患者从对健康的客观需求中派生出了对医疗服务的需求；而在互联网上，患者不仅可以通过线上就医来削弱健康受到的冲击，还可以通过选择线上就医来替代线下就医，从而减少暴露在空气污染、传染病和极端天气中的时间，避免健康受到更多损害。因此，本书将以空气污染为切入点，研究患者线上就医需求如何受到健康冲击的影响。

第二，互联网将有助于降低多方面的交易成本，改变就医的成本结构，进而影响到患者对线上线下医生的选择。患者在线下就医时，需要对医疗机构和医生进行搜寻，并且付出时间和费用前往医生所在地进行当面的诊疗，因此往往会在地理距离、服务质量和医疗费用之间进行权衡考虑；当患者在线上就医时，患者可以较低的成本搜寻到合适的医生，通过互联网通信技术远程进行问诊，节省了时间成本，从而削弱地理距离对患者就医选择的约束作用。但是，在不同科室、不同场景中，线上就医相较于线下就医的交易成本下降幅度较大，患者线上就医的选择呈现一定差异。为了理解交易成本下降所带来的变化，本书将以地理距离为切入点，研究患者线上就医需求如何受到地理距离的影响。

第三，随着互联网医疗的兴起，患者从只能前往线下就医变为可以在线上就医与线下就医之间进行选择，可能伴随一个习惯转变的过程。从理论来看，在疫情等外生冲击发生前后，线上服务都存在且可用，那么给定其他条件不变，患者在冲击前后的最优决策应当一致，线上就医服务量不应发生变化。然而，外生冲击可以加速患者对线上服务的了解，迫使其获取到关于线上就医的更多信息和体验。在外生冲击消退之后，患者基于更新后的习惯偏好、信息集和选择集，重新最优化其就医选择策略，从而可能体现出就医习惯的转变。因此，本书将以新冠疫情的冲击为切入点，研究患者线上就医需求如何受到短期冲击及由此带来的持续影响。

综上，本书选择以健康冲击、地理距离和就医习惯三个方面的变化为切入点，来理解互联网医疗给患者就医需求带来的改变。由此，本章提出三个具体的研究问题：第一，空气污染如何影响患者线上就医需求；第二，地理距离如何影响患者线上就医需求；第三，新冠疫情冲击如何影响患者线上就医需求。相关框架如表1-1所示。

表 1-1　互联网医疗需求研究问题与理论框架

互联网特殊性	具体问题	基本理论	线上线下关系
新型服务形态	空气污染	健康需求模型	替代
降低交易成本	地理距离	交易成本理论	兼具互补与替代
就医习惯转变	疫情冲击	习惯转变理论	部分替代

值得进一步说明的是，选择以上三个切入点也将有助于理解线上就医与线下就医之间的替代关系和互补关系。研究空气污染对患者线上就医需求的影响，可以将线上就医与线下就医统一放进健康需求模型，由患者对健康本身的需求派生出患者对线下就医和线上就医的需求，这将有助于理解线上就医与线下就医之间的替代关系。研究地理距离对患者线上就医需求的影响，探讨患者在线上就医时如何预期到线下就医做进一步检查和治疗，将有助于理解线上就医与线下就医如何兼具互补关系与替代关系。研究新冠疫情对患者线上就医的影响，探讨疫情的短期冲击在不同科室线上就医产生的持续效应有何差异，将有助于理解线上就医对线下就医的替代关系有何边界和局限。

一　空气污染对患者线上就医需求的影响

空气污染会降低患者的健康水平、提高死亡率；个体面对空气污染，则会采取预防行为和补救措施，减少污染对健康造成的损害。现有文献主要关注空气污染对患者购买口罩、购买空气净化器、购买药品和前往医院就医等多种行为产生的影响（Barwick et al.，2018；Ito and Zhang，2020；Zhang and Mu，2018），但很少有文章研究空气污染如何影响患者线上就医的需求。

面对空气污染，患者将如何使用在线问诊？一种可能的情形是，空气污染会增大呼吸相关疾病和心血管疾病的发病概率，患者则会从对健康本身的需求中派生出对医疗服务的需求。另一种可能的情形则是，即便健康没有受到空气污染的直接影响，患者也可能为了避免暴露在污染之中，而采取线上就医来替代外出线下就医。因此，患者在面对环境污染时如何使用线上服务、背后机制是什么？这些问题需要通过实证分析得到解答。

本书使用来自好大夫在线的详细订单数据和来自中国生态环保部的空气质量数据（尤其是 $PM_{2.5}$ 的浓度数据），并使用每日随机的风向和风速构造空气污染的工具变量，以探究空气污染程度对患者在线问诊量（以及背后的线上就医需求）产生的影响。由于空气污染会通过特定类型疾病影响到居民的身体健康，从更广的视角来看，理解空气污染对线上就医需求的影响，将有助于理解在患者健康状况发生变化时，其对线上就医的需求会如何随之发生变化。对于这一问题的分析，将为后续的研究提供理论铺垫。

二 地理距离对患者线上就医需求的影响

在线下就医时，地理距离更远往往意味着交通成本更高和耗时更多（交易成本更大），因而地理距离可能影响到居民对线下医疗服务的需求。已有文献发现，医疗机构和患者之间的医疗距离越远，患者前往该机构就医的可能性越低（Acton，1975；Beckert et al.，2012；邢海燕等，2002；王俊等，2008）；但是很少有文献研究地理距离如何影响患者线上就医的需求。从理论上讲，互联网医疗平台可以突破空间的约束，线上就医时地理距离并不会直接造成交通成本，因而互联网医疗可通过减少交通成本和耗时，来降低交易成本。但另一方面，如果线上医疗服务和线下医疗服务、信息存在某种互补效应，那么地理距离对线下就医的影响也可能出现在线上就医时，因而消减了互联网医疗降低交易成本的能力。例如，患者在线上就医时可能预见到自己需要到线下医院找同一个医生就诊，因而在线上择医时也把线下就医的交通成本纳入考虑。在现实中，患者在互联网医疗平台上的就医需求如何受到地理距离的影响？本书将通过实证分析进行解答。

本书使用来自好大夫在线的详细订单数据，结合城市之间的地理距离，使用引力模型分析"医生—患者"城市组合之间的在线问诊量，分析地理距离和本地偏好对患者在互联网平台上的就医需求产生的影响。在机制分析中重点讨论患者在线上问诊之后进行线下就医的预期，以及这种预期如何传导到患者线上就医时对医生的选择。对本节问题的分析也有助于理解互联网改变交易成本的能力和局限，为互联网医疗的后续发展和应用提供决策依据。

三 新冠疫情冲击对患者线上就医需求的影响

新冠疫情对世界各国的社会经济、居民生活和就医方式产生了剧烈的冲击，其短期和中长期影响引起了广泛的关注。现有文献重点讨论了新冠疫情突发时，居民的消费、工作、就医如何从线下转移到线上（Baker et al.，2020；Bounie et al.，2020；Chang and Meyerhoefer，2021；Chen et al.，2021a；Eger et al.，2021）；也有少量文章探讨了在疫情得到控制之后，居民在疫情中的行为和习惯转变是否会延续下去。但截至目前，很少有文献从需求的角度分析新冠疫情冲击对患者在线问诊的使用是否会产生持续性的影响。从理论上讲，当个体受到短期的外部冲击，如果其他因素不变，理性的个体在冲击前和冲击后应当做出相同的（最优）行为。但是，如果个体受到习惯因素的影响，对于新服务、新选择存在某种心理上的成本，那么一个短期冲击有可能会迫使个体克服这种成本、发生习惯转变，从而导致个体在冲击中发生的转变持续到冲击消失之后。中国在 2020～2022 年受到了新冠疫情冲击，这种冲击迫使一些患者接触和使用线上服务。在疫情得到控制之后，患者是否会持续使用线上服务？本书将通过实证分析来回答这个问题。

本书使用来自好大夫在线的详细订单数据，根据中国经受新冠疫情冲击的时空特征，利用各城市在第一波疫情的累计确诊病例数，构建非参数化和参数化的事件分析模型，探究新冠疫情冲击对患者线上就医需求产生的动态的持续的影响。本书关注疫情冲击对不同科室影响的异质性，也有助于理解远程医疗服务在不同科室的成本效益如何影响患者在线上对远程医疗服务的需求。除此之外，这一研究也有助于理解新冠疫情对个体行为的长期转变，并为远程医疗服务在疫情得到控制之后的发展前景提供前瞻性的启示。

第四节 理论基础：经济学观点与模型

一 健康需求理论

健康需求理论是研究患者线上就医需求的必要理论基础。健康需求理论（或称健康需求模型）认为，个体的健康是随时间推移而不断折旧的人力资本，当前健康存量由初始存量、消耗量和个体投资构成。健康存量既可以直接进入效用函数，又可以通过影响作用于工作的时间，从预算约束间接影响到个体的效用（Grossman，1972）。因此，个体的健康水平是内生结果，受到个人偏好、工资、健康资本折旧率等多种因素的影响。为了提升健康水平，个体需要对健康进行投入，将其体现在各种健康行为上，甚至派生出对健康相关商品和服务的需求。

健康需求理论被用来解释在各种因素的影响下，居民的健康行为和就医需求呈现何种差异。例如，空气污染会对居民的健康造成威胁，因而在空气污染变得更严重的时候，居民愿意将更多时间和金钱分配给防护和就医，从而减少空气污染对健康存量造成的更多损失（Graff Zivin and Neidell，2013）。由于居民对健康的需求会受到收入水平等多种因素的影响，因而在面对污染时，其对不同商品和服务需求的变化也会呈现差异；本书的第二章对此进行了实证分析。后续章节在分析患者线上需求的变化时，需要考虑患者对健康本身的需求的变化。例如，在分析新冠疫情对线上就医需求产生的持续性影响时，本书探讨并排除了疫情冲击造成患者健康长期恶化，进而使得患者线上就医需求持续增加的潜在机制。

二 医疗服务利用模型

医疗服务利用模型为系统研究患者就医需求的影响因素提供了理论基础。Andersen（1968）提出了医疗服务利用的行为模型，用以解释家庭为什么使用医疗服务、不同家户的医疗服务利用为什么存在差异。该模型提出，家户选择使用医疗服务的决策过程经历了三个阶段：第一阶段，家户产生了获取医疗服务的意向；第二阶段，一些条件使得家户可以获取到医疗服务；第三阶段，家户感知到自身对这些医疗服务的需要。在上述三个阶段，一系列因素将会分别产生作用。影响家户获取服务意向的因素被称为倾向性特征，主要包括人口因素、社会结构、健康信念等；影响家户实际获取医疗服务的因素被称为能力因素，包括可及的医生、医院等医疗资源，前往医疗机构就医的交通时间和等待时间，医疗保险的覆盖范围和程度，家户和个人的收入等；影响家户对医疗服务需要感知的因素被称为医疗需要，主要是指患者自身的体验和判断等。以上三方面的因素共同作用于家户的医疗服务利用。

本书基于医疗服务利用模型的三方面影响因素，结合互联网所带来的改变，选择从健康冲击、地理距离和就医习惯三个维度切入分析，提出了本书的主要研究问题并进行实证分析。对相关问题的解答不仅有助于理解互联网对单个影响因素带来的改变，也有利于理解互联网在倾向性特征、能力因素和医疗需要等不同方面起到的作用。

三 交易成本理论

交易成本理论由罗纳德·科斯提出，最初用于解释企业的本质（Coase，1937）。经过学者的梳理，交易成本主要可分为搜寻成本、信息成本、议价成本、决策成本、监督成本和违约成本等（Williamson，1975）。

互联网技术的发展极大地改变交易方式，在搜寻成本、复制成本、交通运输成本、追踪和验证成本等方面降低了交易成本（Goldfarb and Tucker，2019）。随着交易成本降低，交易行为和交易模式也发生转变，跨城市、跨地区的交易行为变得更加频繁（Fan et al.，2018；Lieber and Syverson，2012）。但与此同时，由于互联网和其他数字科技改变交易行为的能力具有局限性，国际贸易和社交网络领域的学者发现，个体在互联网上仍然倾向于购买本地或者邻近地区的商品（Hortaçsu et al.，2009；Lendle et al.，2016）。

由于互联网改变医疗服务交易成本的能力可能在诊治不同疾病时有一定差异，线上就医时也可能存在或强或弱的距离效应和本地偏好。如果患者选择线下就医，对不同地区的医生可能有不同的期望收益（如医生专长和患者病情的匹配程度）。但是，地理距离会增大交通成本（前往医疗机构的耗时），患者会在交通成本和预期收益中进行权衡，因而可能在线下就医体现出距离效应。如果患者选择线上就医，互联网具有降低交通成本的能力，但这种能力在不同科室、不同场景下并不完全相同。对于可以通过线上就医直接解决的疾病，互联网可以较大程度降低线下交通成本对患者线上需求的影响；而对于线上不能直接解决、依赖于后续线下检查和诊疗的疾病，互联网在削弱线下交通成本方面起到的作用可能较弱。换言之，患者在线上就医之后有一定概率到线下医院找同一个（或者至少同一家医院的）医生问诊，而患者在问诊之前能够理性地预期到这种可能性，并且在线上选择医生时提前考虑了线下的交通成本，这表现为线上就医时的距离效应和本地偏好。本书在第三章中基于交易成本理论的分析，对文章得出的部分结果进行了解释。

四　习惯转变理论

习惯转变理论被用于解释理性的个体为什么会长久地改变其原有的行为模式，可能的解释包括技术改变了生产函数、个体通过学习更新了期望成本或收益、消费量的累积、克服了惰性和转换成本等（Allcott and Rogers，2014；Fujiwara et al.，2016；Handel and Schwartzstein，2018）。在面对新的服务、商品选项时，由于受到习惯的影响，即便新出现的选项严格占优于旧选项，个体仍倾向于采取在此前已有的行为、选择此前的服务和商品。在个体受到外部冲击，被迫付诸成本转变行为之后，其习惯也可能随之发生改变。因此，在冲击消失之后，个体可能不会选择回到冲击前的行为。基于相关理论，一些研究分析了短期冲击如何对个体行为产生长期影响（Larcom et al.，2017；Loewenstein et al.，2016；Schaner，2018）。

互联网医疗服务作为一种新型的医疗服务，在疫情之前大部分患者对其缺少了解和体验，不习惯于线上就医。在疫情冲击之下，患者前往线下就医的成本大幅增加，因而一部分患者选择了尝试互联网医疗服务。在此过程中，患者通过成本去了解和体验了线上就医，也掌握了关于线上就医的更多信息，因而就医的习惯可能有了一些转变。随着疫情逐渐得到控制，线下就医的成本逐渐恢复到冲击前的水平，这部分习惯发生转变的患者将会根据自己的病情，在线上就医和线下就医之间进行选择。这种转变在患者线上问诊量的变化中得到体现。本书第四章将借助习惯转变的理论分析，来解释新冠疫情短期冲击对患者线上就医需求的持久影响。

第五节　前沿研究概览

一　互联网医疗的国内外研究

国内外关于互联网医疗的研究进展呈现一定差异性，目前国际文献相比于国内文献，研究的内容更多、范围更广；关于中国的互联网医疗，有着较大的研究空间。

在国际上，与互联网医疗相对应的概念"远程医疗"受到学者的高度重视，已积累了较为丰富的讨论。Kvedar et al.（2014）指出，远程医疗将成为一种重要的服务提供方式，有利于帮助边远地区、农村地区居民提高医疗服务可及性，甚至重塑医疗服务体系的格局。Dorsey and Topol（2016）在《新英格兰医学杂志》（*New England Journal of Medicine*）中对美国远程医疗发展进行介绍，提出了三大发展趋势：一是远程医疗服务的目的从提升医疗服务的可及性发展为促进提升就医便利性和降低医疗服务费用；二是远程医疗服务的应用范围从急症救治扩大至慢病管理；三是远程医疗服务的提供模式从面向医院转为面向家庭和个人，从电脑等固定设备转向手机等移动设备。2018 年，卫生政策权威期刊《健康事务》（*Health Affairs*）组织了关于远程医疗的专题讨论，对其应用场景、成本效益、临床质量等关键问题进行了梳理和探讨。

2020 年新冠疫情在全球突发之后，越来越多的研究开始讨论远程医疗在应对新冠疫情、保持医疗服务连续性方面的作用。Hollander and Carr（2020）指出，在突发灾害和暴发传染病时，远程医疗可以延伸医疗机构的服务范围，帮助医生提前判断患者的病情严重程度，减少医疗服务的挤兑。Monaghesh and Hajizadeh（2020）通过梳理文献，指出远程医疗有助于降低就诊过程中的疾病传播风险；在传染病大流行的背景下，远程医疗有利于促进医生和患者之间的沟通，从而保持医疗服务的连续性。Wosik et al.（2020）分别从居家防护期间的门诊服务、新冠造成医院服务使用量激增和疫情得到控制后的恢复过程这三个阶段进行讨论，描述了远程医疗在这三个阶段所扮演的角色。

一些国际研究从患者使用的角度提供了现实证据。Cantor et al.（2022）基于美国医保报销数据和移动用户数据，发现新冠疫情的冲击和相关政策减少了居民对线下医疗服务的使用，增大了远程医疗服务的使用。该文发现，居家令让线下就诊量下降了 10%，而远程医疗服务使用量增加了 53%；但总体而言，远程服务只抵消了线下减少量的 48%。Patel et al.（2021）则利用美国商业保险和老人医保补充保险（Medicare Advantage）在 2020 年 1~6 月的报销数据，分析了使用远程医疗进行问诊的患者特征和变化趋势，发现每周在线问诊量相比疫情前增加了 23 倍；而在贫困率更高的社区，使用远程医疗的概率较小。在线上线下的所有服务中，内分泌科有 68% 选择远程医疗，而眼科只有 9%。常见病中抑郁症患者有 53% 选择线上问诊，而青光眼患者只有3% 选择远程问诊；对于这些常见病，远程问诊增加得越多，总问诊量下降得越少。这在一定程度上体现了线上就医对线下就医的替代。

随着疫情得到一定控制，越来越多的学者开始展望远程医疗在疫情防控新阶段的发展。Dorsey and Topol（2020）预测，远程医疗将会从医院拓展到家庭和个人、将会与线下问诊逐渐融合、将会从高收入国家延伸到低收入国家。Cutler et al.（2020）指出，美国在疫情时出现了远程医疗使用量的激增，但这种转变的持续性有待验证。远程医疗服务的应用也面临一些瓶颈。Smith et al.（2020）通过梳理文献，认为医患对远程医疗的接受程度不高、医疗保险报销限制、医疗服务体系缺少整体衔接等因素将会制约远程医疗服务的应用范围。目前，仅有 Zeltzer et al.（2021）提供了现实证据。该文使用以色列一家非营利健康维护组织（Health Maintenance Organization，HMO）的数据，将该国在 2020 年 4 月之后短暂的解封作为切入点，分析新冠疫情得到控制后，患者对远程问诊的使用情况。其发现，新冠疫情让更多医生提供远程医疗服务，供方的变化使得基本医疗问诊量增加了 3.5%，而每个患者每个病程的费用下降了 5%，因此总费用略有下降。通过进一步分析发现，远程医疗略微降低处方量、增大随访量，而没有增大误诊量、没有降低医疗服务质量。

除了研究远程医疗服务的利用，国际学者也关注了远程医疗的项目应用情况和具体技术的成本效益评估。在项目应用方面，一系列国际研究发现远程医疗在疫情前开展范围有限（World Health Organization，2017；LeRouge et al.，2019）；新冠疫情暴发以来，随着远程医疗使用范围扩大、使用量增加，越来越多研究分析了欧美国家远程医疗应用的趋势和特征（如 Patel et al.，2021）。在成本效益评估方面，Kvedar et al.（2014）、Shigekawa et al.（2018）等研究对已有发现做了综述，指出远程医疗在精神心理科、皮肤科、康复科方面的应用具有较好成本效益比，其效果甚至可能等同于线下问诊；远程咨询在应对不同疾病时的成本效益比是有差异的，需要进一步的研究。

就目前而言，国际文献对患者在疫情中如何使用远程医疗进行了较为详尽的研究，但是相关数据大多来自发达国家（尤其是美国），较少有对发展中国家的分析。同时，由于各国控制新冠疫情的能力和阶段不同，多数研究着眼于疫情中的分析，而缺少疫情得到控制之后患者使用的现实证据。

与国际文献相比，国内关于互联网医疗的研究还不丰富，研究侧重也有一定差异。虽然国内使用的"互联网医疗"概念与国际上使用的"远程医疗"概念较为接近，但由于其发展的路径和模式有着较为明显的差异，因此国内研究对互联网医疗的关注重点也与国际研究有所不同。孟群等（2016）从政府放松监管、互联网技术进步、应用模式创新、产业快速发展等角度介绍了中国互联网医疗的发展，并提出了服务监管、技术保障、保险支付、信息安全和产业长期发展等相关的问题。赵大仁等（2016）则对中国互联网医院的三种代表性模式进行了对比，从监管政策、人事体制、信息共享、医院管理等角度进行探讨并提出建议。刘裕儒等（2022）梳理国内近期关于互联网医疗的研究，发现互联网健康管理、医院远程医疗应用、用户数据分析是互联网医疗研究的三个重点主题。

总体而言，国内学者对互联网医疗相关问题越来越关注，但现有研究仍不够丰富，尤其缺少基于医生和患者对互联网服务实际使用情况的实证分析。因此，本书以互联网医疗为研究主题，对来自大型互联网医疗平台的数据进行分析，以研究患者线上就医需求的影响因素及其作用机制。

二 就医需求及其影响因素研究

国内外研究对患者就医需求，尤其是对患者线下就医需求及其影响因素，进行了较为充分的研究。王翌秋和王舒娟（2010）对国内外相关文献进行梳理，发现患者在线下就医的需求主要受到人口社会学因素、个体健康状况、患者经济因素、医疗保障和供方因素的影响。其中，人口社会学因素包括个体年龄、性别、受教育程度、婚姻状况等；患者经济因素包括收入水平、医疗服务价格、就医时间成本、替代品和互补品的价格等；医疗保障因素主要是指保险的覆盖和报销水平等；供方因素包括医生供给、服务质量等。张蕾（2012）也通过梳理文献佐证了以上观点。近些年，关于患者线下就医需求的研究仍在持续增加。例如，赵绍阳等（2015）、王贞等（2019）、沓钰淇等（2020）对患者线下就医需求的价格弹性进行了估计；孙梦洁和韩华为（2013）、赵绍阳等（2014）、高秋明和王天宇（2018）、詹佳佳和傅虹桥（2022）等一系列研究则利用个体在特定类型医疗机构就医的概率，研究了供方、需方的多种特征对患者就医需求的影响。

随着互联网医疗服务在近年快速发展，学者也逐渐开始对在线就医的影响因素进行研究。从患者是否使用线上服务的视角来看，一些研究通过问卷的方式调查了患者线上就医意愿，并对其影响因素进行了分析。袁吉等（2021）对上海 250 名中老年慢性病患者进行问卷调查，发现个体人口社会学特征，受疫情影响程度，对互联网医疗的知晓、熟练和认可程度都会影响患者线上就医意愿。朱建平等（2021）则通过互联网收集调查问卷，发现个人特征、个人对线下和线上医疗服务质量的感知，都会影响到线上就医意愿。黄芳等（2021）对某公立三甲医院患者在互联网医院线上服务体验进行了问卷分析，发现信息可及性、操作便利性、线上线下融合等因素将影响患者线上就医意愿。这些研究表明，患者个人特征、患者线上就医的体验、患者对线下服务的评价可能共同影响其线上就医的意愿。国际文献也对使用线上服务的患者个人特征进行了研究。Patel et al.（2021）则利用美国商业保险和老人医保补充保险（Medicare Advantage）在 2020 年 1~6 月的报销数据，分析了疫情发生前后的患者使用人数、使用者平均年龄、性别、保险类型、城乡分布、居住地、收入水平、居住地种族分布以及慢性病的平均数量等，对其样本进行了统计描述。

从患者使用线上服务时如何选择医生的视角来看，一些研究通过爬取网站数据的方式，对患者线上选择医生时的影响因素进行了分析。陆泉等（2019）通过爬取好大夫在线的医生服务量数据，结合信任理论、感知理论、从众理论和需求理论，对医生在线咨询量的影响因素进行了相关性分析，发现医生在线下的声誉、在平台上的口碑、服务质量、热度评分以及价格等因素都会影响到患者对其的需求，而且患者在线上择医的影响因素及其理论解释也与线下有明显的差异。林瑛妮（2020）也爬取了好大夫在线的医生服务量数据，从患者对医生的信任、线上服务质量等因素进行分析，发现医生专业背景、线上服务质量、患者反馈等因素会影响到患者对其的选择。这些研究表明，通过互联网平台呈现的医生口碑、服务质量等因素会影响到患者在线上就医时对不同医生的选择。

综上所述，虽然现有文献对患者线下就医的影响因素已有较为丰富的研究，但由于互联网医疗是一种新兴的服务模式，患者选用互联网医疗的意愿和互联网本身的特殊性都可能使得线上就医需求的影响因素呈现一定差异。目前，针对线上就医需求的实证分析仍不丰富，缺乏基于全国层面的、基于患者行为的微观数据进行的实证分析。因此，本研究将使用来自好大夫在线平台的详细问诊订单数据，从全国各城市层面患者的视角进行分析。

三　空气污染及相关影响研究

现有研究表明，空气污染会直接损害居民的健康，造成负面的健康冲击。Dockery and Pope（1994）梳理了空气污染（尤其是空气中的颗粒物污染）对居民健康产生的影响，发现空气污染会提高哮喘等呼吸类疾病的发病率，加剧住院和急诊病人的数量，甚至提升死亡率。Seaton et al.（1995）指出，空气污染损害健康的机制可能是污染物微粒云引起肺泡炎症，进而引起肺部疾病、加剧血液凝固。

面对空气污染，个体从多个方面调整自身行为。Neidell（2009）利用美国《洛杉矶时报》发布的日度污染预警信息，发现污染预警会使洛杉矶动物园的游客量下降 6%、格里菲斯公园天文台（Griffith Park Observatory）游客量下降 13%。Graff Zivin and Neidell（2009）进一步分析发现，居民通过推后出行进行防护的成本是在逐步增加的：在连续污染天气，第一天发布的预警会使洛杉矶动物园的游客量下降 15%、格里菲斯公园天文台游客量下降 8%，在第二天发布的预警只会分别降低 5% 和 0，第三天发布的预警将不产生影响。Sun et al.（2019）利用大众点评数据和腾讯提供的手机定位数据进行分析，发现空气质量下降会降低居民前往餐厅、商场的概率，当 $PM_{2.5}$ 浓度从考察期内浓度取值范围的最低 25% 上升到最高 25% 的水平时，就餐人数会下降 1.6%、商场购物人数会下降 2.8%；不过，该文也发现了反弹效应，在连续几个污染天气之后第一个空气质量较好的天气，居民出门就餐和购物将会大幅增加。

个体为应对空气污染而改变行为，可能会产生多方面的经济成本。Graff Zivin and Neidell（2013）指出，居民对治理污染的支付意愿包括污染对收入的影响、污染对效用的直接影响、回避行为的成本和医疗费用。Deschênes et al.（2017）则提出居民对清洁空气的边际支付意愿可以拆解为污染对生产率造成的损失、污染造成的防范和治疗成本、污染造成的人力资本损失。Deryugina et al.（2019）利用本地风向构造空气污染的工具变量研究了空气污染对美国 65 岁以上老人就医和死亡率的影响，发现 $PM_{2.5}$ 上升 1 $\mu g/m^3$ 将导致三日内每百万人死亡人数增加 0.69，三日内每百万人急诊人次增加 2.7，急诊住院总费用增加 1.6 万美元；这意味着样本期间内美国平均污染浓度的降低，带来了每年 240 亿美元的收益。Barwick et al.（2018）利用中国银行卡交易数据分析空气污染对个人支出的影响，发现 $PM_{2.5}$ 短期内增加 10 $\mu g/m^3$ 将会导致住院和买药的交易量增加 0.65%，而长期增加 10 $\mu g/m^3$ 将会导致交易量增加 2.65%，这意味着 $PM_{2.5}$ 短期内下降 10 $\mu g/m^3$ 可以节省 596 亿元医疗费用，相当于每个家户节省 22.4 美元的医疗费用。

总体而言，以上研究使用工具变量法、断点回归设计等多种识别方法，从空气污染指数、不同污染物浓度等方面研究了空气污染对居民健康、行为及其社会经济成本产生的影响。但是，尚未有文章研究空气污染（以及随之产生的健康冲击）如何影响患者线上就医的需求。基于前述研究的思路，本书将使用 $PM_{2.5}$ 的浓度来衡量空气污染程度，并使用每日随机的风向和风速构造跨境污染的工具变量，从而研究空气污染对患者线上就医需求产生的影响。

四　地理距离及相关影响研究

一系列国内外文献研究了地理距离和其他因素对居民就医和健康产生的影响。在国际上，Acton（1975）最早基于问卷调查，研究了非货币因素对患者就医需求的影响，发现在患者自付医疗服务价格逐渐降低的背景下，地理距离等非货币因素会起到类似于价格的作用，从而影响到患者的选择。不过，Nemet and Bailey（2000）基于对美国佛蒙特州农村老人的问卷调查，指出居民到医院的距离可能与居民自身和所在社区的某些特征混在一起，因而需要更丰富的数据和更精细的方法来研究距离和医疗服务使用的关联。Beckert et al.（2012）使用英国髋关节置换手术病人的数据进行分析，发现地理距离增加会减少患者对该医院服务的需求，而医疗服务质量提高会增大患者对该医院的需求：当医院和患者之间的距离增大 6 公里，则患者对该医院服务的需求下降 43.8%；当该医院死亡率增加 5 个百分点，则患者对其需求下降 6.9%；当医疗服务质量评分提升 1 个单位，则患者对其需求增加 15.4%；当就医等待时间增加 2 周，患者对其需求下降 7.3%；当全科医生转诊每增加 4 个百分点，则患者对其需求增加 8.6%。

国内学者使用来自不同省区市的数据，进行了相关分析。邢海燕等（2002）使用浙江省卫生服务调查数据涉及的 6000 户家庭进行分析，发现医疗机构与居民距离在 1 公里以内时，居民倾向于找医生线下就医；距离大于 3 公里时，居民倾向于自我治疗。钱东福（2008）使用甘肃省的家庭入户调查资料、国家卫生服务调查资料等数据，分析了患者个人特征、地理距离、医疗服务价格等因素对患者就医选择的影响，发现距离对患者就医的选择存在非线性影响，当患者与医疗机构的距离在 3~10 公里时，有 28% 的农村患者不考虑距离障碍。汤哲等（2004）对北京不同地区 2487 名 60 岁以上老人的医疗服务需求进行了调查，发现老人就医时倾向于选择距离近的医疗机构，交通不便将会导致老年人就医困难。郭文芹等（2010）对常州、南通和淮安的农村居民进行问卷调查，发现农村慢性病患者的就医行为可能受到自评健康、居住地到医疗机构的距离、医保报销比例以及收入水平的影响。王俊等（2008）基于东北、中部和西部地区 4720 个家户的问卷调查分析，发现各种因素对患者就医需求的影响存在城乡异质性。对于城市居民而言，当家庭住址与社区卫生服务中心之间的距离增加 10%，则其对上级医院的需求增加 9%，放弃就医的概率增大 11%；对于农村居民而言，乡镇卫生院与家庭住址之间的距离会影响到其选择其他医疗机构或者放弃就医的概率，而其他医疗机构与家庭住址之间的距离对其就医选择影响不大。姚兆余和朱慧劼（2014）使用江苏省 2010~2011 年"农村就医行为与农村医疗服务体系建设"的调查数据，对农村居民门诊就医和住院就医的影响因素进行了分析，发现家庭住址到医疗机构的距离与医生服务态度、设备质量、收费水平共同影响到居民对医疗机构的选择。

总体而言，现有文献大多关注地理距离对线下就医选择的影响，而较少研究距离对线上就医的影响。本研究将借鉴国际贸易相关的方法和理论，对患者线上就医时距离效应和本地偏好进行分析。

五 新冠疫情及相关影响研究

新冠疫情冲击对社会经济产生了巨大的影响，使得个体一系列行为发生了转变。

疫情冲击首先改变了人口的流动。Fang et al.（2020）使用百度迁徙规模指数，发现新冠疫情冲击显著降低了人口流动，使得武汉短期内的人口流入减少约 77%，流出减少约 56%，市内流动减少约 56%。Goolsbee and Syverson（2021）使用美国 4500 万部手机用户的数据，分析了新冠疫情和相关政策对个体出行的影响，并且区分了由政府干预政策产生的效应和由个人防护行为产生的效应。该文发现，疫情期间个体出行下降了约 60 个百分点，政府干预政策只能解释其中的 7 个百分点，而且个体行为在政府干预政策实施之前已经开始发生变化。因此，研究新冠疫情对个体行为产生的直接影响是十分重要的。

随着人口流动受限，家户和个人的收入受到影响，进而个体的消费也发生了变化。Chen et al.（2021a）使用中国 214 个城市的银行卡交易数据进行分析，发现在疫情暴发之后的 12 周内，线下消费量下降了 32%，相当于每个城市减少了约 1857 万元人民币，这种效应在餐饮娱乐和旅游行业最为明显。Baker et al.（2020）使用美国一家非营利金融科技公司的数据进行分析，发现美国在疫情突发早期，个体支出先是增加 40% 以上，随后又相比疫情前下降 25%~30%，相关效应在发布了居家令的州更加明显，而且有子女的家庭、现金流动性较低的家庭消费下降得更加明显。

由于线下的活动受到限制，居民对线上服务的使用和商品购买也有所增加。Bounie et al.（2020）使用来自法国的银行卡交易数据分析消费者的行为，发现个体用网上购物替代了一部分线下交易，一定意义上弥补了总消费的下降。Chang and Meyerhoefer（2021）则基于台湾地区一家在线农产品平台的交易数据分析了居民对在线购物的需求，发现一例额外确诊病例将会使得平台线上额增加 5.7%、客户数量增加 4.9%。Bacher-Hicks et al. (2021) 基于在线搜索数据的分析，发现新冠疫情期间美国家庭对"在线学习"关键词的搜索量翻倍，而收入更高、网络可及性更高的群体增大得更多。这意味着新冠疫情增大了居民对在线学习资源的需求，而疫情可能进一步拉大了不同社会经济地位的群体在教育方面的差距。

总体而言，相关文献从不同视角对个体行为进行了分析，发现新冠疫情及相关政策会使得个体转向在线服务、购买在线商品。虽然有一些文献也对患者线上就医行为进行了分析，但这些文献大多只提供了疫情暴发期间的证据，没有对线上就医需求的持续性变化进行深入研究。因此，本书将重点分析新冠疫情冲击对患者线上就医需求产生的持续影响。

第六节　研究框架与方法导论

一　研究思路

本书的思路框架如图 1-2 所示。首先，本书基于文献、理论和基本事实构建初步的理论框架，并逐一分析重要因素对患者线上就医需求产生的影响。为使整个研究的分析思路清晰、可信，本书对不同因素的影响和作用方式分别进行探讨和分析，并根据具体的研究问题选择不同的研究设计，从而控制其他因素，避免干扰。

需要特别说明的是，在线问诊量是由患者线上问诊的需求和互联网平台线上服务供给共同决定的，而互联网医疗平台允许医生和患者处于不同的城市，这使得本书可以在分析时通过采用适当的实证策略，控制供给的变化，从而尽可能排除供方因素对在线问诊量的影响。在此前提下，在线问诊量的变化较大程度上体现了患者线上就医需求的变化。

基于卫生经济学、国际经济学和环境经济学的前沿研究问题和分析方法，本书分别以空气污染、地理距离和新冠疫情冲击为切入点，研究

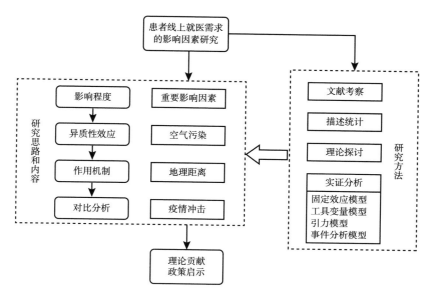

图 1-2 本书的思路框架

这些因素对患者线上就医需求产生影响的程度、异质性效应、作用机制，并将主要结果与相关文献进行对比，借以更好地理解健康状况、线上线下服务的互补性和就医习惯如何决定了居民对互联网医疗服务的需求。

二 资料来源

本书主要使用来自好大夫在线平台的详细交易订单数据。好大夫在线是中国最大的第三方互联网医疗平台之一，建立于 2006 年。截至 2020 年初，已有超过 21 万名来自公立医院的医生在该平台注册，提供线上服务。本书获取了 2016 年 1 月至 2020 年 12 月的在线问诊交易订单数据，这些数据记录了患者所在城市和发起时间以及医生所在医院、科室、职称和注册时间等，因而可以与城市层面的数据相结合，分析不同影响因素的变化对各个城市患者就医需求产生的影响。

使用该大型第三方互联网医疗平台的交易订单数据，具有一定的优势。首先，该平台发展时间较长，已经形成了相对成熟的市场，在线医生人数多、累计在线服务量大，有助于发现患者线上就医时的规律。其次，该平台的医生和患者来自全国各地，而且允许跨城市进行在线问诊，这有助于在城市层面区分患者需求和医生供给的变化。更重要的是，在该平台上医生自主提供服务并自由定价，患者则可以根据自身需求选择医生、全额自费，因而双方受到政策的干扰相对较少。与之相比，公立医院的互联网医院运营时间较短，而且受到来自卫生和医保相关部门的约束较多，服务范围较小，目前大多为本地医生服务本地患者，累计服务量也较少；因此，本书使用第三方互联网医疗平台的数据进行研究。需要说明的是，由于该平台的在线问诊服务实际上基本是由来自公立医院的医生所提供，患者在该平台问诊时也在一定程度上体现了对公立医院医生线上服务的需求。

除了在线问诊的交易订单数据以外，在各章的具体分析中也使用了空气污染数据、线下住院流向数据、新冠肺炎确诊人数等数据。相关数据将在各章节中结合研究设定做详细介绍。

三　研究方法

为回答本书的三个主要问题，本书采用了文献考察、描述分析、理论探讨和实证分析等方法。

文献考察：本书梳理了空气污染的健康效应及其对居民行为的影响、地理距离对医疗服务需求和居民就医选择的影响、新冠疫情冲击对居民行为的短期和持久影响等相关问题的文献，厘清现有文献尚未探讨和解决的主要问题。相关内容呈现在第一章和后续三个章节中。

描述分析：本书使用图片和表格对数据的特征分布和变化趋势进行描述性的统计学分析。相关内容呈现在各个章节的背景介绍和数据描述部分。

理论探讨：本书基于健康需求理论、交易成本理论、习惯转变理论，探讨了空气污染、地理距离和新冠疫情冲击对线上就医需求的影响及可能存在的机制。相关内容呈现在第一章和后续三个章节的引言中。

实证分析：本书应用计量经济学方法对三个主要问题进行实证分析，具体包括固定效应模型、工具变量模型、引力模型和事件分析模型。

四　篇章结构

本书基于统一的理论框架，使用了同一来源的数据进行实证分析，各影响因素的分析起到相互关联、相互支撑的作用。但是，为了在分析单个因素产生的影响时能够控制其他因素不变，本书在三个章节分别基于不同的设定背景、采用不同的分析方法、构造不同的数据结构，对单个影响因素产生影响的程度、异质性和机制进行了探讨。因此，三个实证分析的章节在内容上相互独立。

全书共分为五章，具体结构如下。第一章为引言与背景，主要介绍本研究的选题背景、相关概念及研究现状、研究问题、分析框架和研究方法，说明本书的潜在创新点，并介绍本书的整体行文结构和内在逻辑。第二章为互联网医疗需求是否反映健康需求，主要研究环境污染对居民线上就医需求的影响。这一章利用各城市日度层面的随机风向和风速构造工具变量，使用2018年1月至2019年12月在线问诊的交易订单数据，分析空气污染程度对在线问诊量的影响，并与居民的其他防治行为进行了对比。第三章为互联网医疗需求是否受到地理距离约束，主要研究患者线上就医的距离效应和本地偏好。这一章应用引力模型，使用2016年1月至2018年6月在线问诊（仅含电话咨询）的交易订单数据，结合不同地区之间的地理距离和行政区划，分析地理距离和本地偏好对在线问诊量的影响，并将线上、线下就医时距离效应的变化与线上、线下商品贸易距离效应的变化相对比。第四章为疫情冲击如何转变患者互联网医疗需求，主要研究短期外生冲击对于线上就医需求产生的持续影响。这一章利用新冠疫情对中国不同城市产生冲击的强度差异，采用非参数化和参数化的事件分析模型，对疫情发生前后不同时期在线问诊量的变化进行了分析。第五章为研究结论与未来展望，总结全书，提出政策建议，并讨论进一步的研究方向。

第七节　研究意义、创新价值与不足

一　研究意义

本书在理论发展和现实应用方面都有着重要的意义。

在理论方面，本书延伸了患者就医需求的研究范围，拓展了患者线上就医需求相关研究。随着健康中国战略的实施、医药卫生体制的改革，互联网医疗在中国呈现与欧美国家不同的服务模式和发展路径，这意味着需要基于中国医药卫生体制背景、着眼于中国互联网医疗行业规律展开系统全面的研究。由于互联网医疗兼具互联网与医疗服务的属性，其覆盖群体、服务提供方式与传统线下医疗服务具有一定差异；本书以健康冲击、距离效应和就医习惯为切入点，分析了空气污染、地理距离和新冠疫情冲击对患者线上就医需求的影响，从而更好地理解互联网给患者就医需求带来的改变。本书对三个重要影响因素的研究拓展了患者就医需求的研究范围，丰富了线上就医需求的经验证据；也对理解患者线下就医需求有一定参考意义。

同时，本书也丰富了互联网经济的相关研究。在互联网经济领域，现有研究对竞争性较强的一般商品和服务（例如，网购、网约车）的需求有了相对充分的研究，而对医疗服务等具有一定特殊性的领域研究则相对缺乏。Arrow（1963）指出，医疗领域中的不确定性会伴随信息不完备，使得医疗行业呈现不同于其他行业的特征。随着互联网技术和商业模式的发展，互联网医疗平台可以为患者提供在线下难以观测和度量的医生声誉、口碑、服务质量等多维度的信息。比较患者线上就医与居民其他线上行为的异同，将有助于理解互联网技术对医疗服务领域带来的改变，进而为理解产品属性、健康需求、习惯转变等基础问题提供新的视角。

在现实意义方面，本书为推动健康中国建设、完善"互联网+医疗健康"政策提供经验证据。研究患者是否选择线上就医、患者在线上就医时如何对服务提供者进行选择，有助于更好地理解患者对不同类型医疗服务的需求，进而为促进线上和线下医疗服务融合发展、优化医疗资源配置、创新监管和医保政策等重点、热点问题带来启示。本书中对线上就医的成本效益和公平性的探讨，也为线下医疗资源规划和投入提供了重要信息。例如，通过分析患者线上就医时的距离效应，本书发现互联网医疗更可能帮助内科、皮肤科、精神心理科等患者突破地理的束缚，而外科和儿科仍依赖线下医疗服务，因此政府需要继续在线下对外科等科室加强投入，确保相关科室医疗资源在不同地区的公平分布。因此，本书的研究将有助于为满足多层次多样化医疗健康服务需求提供政策参考依据。

此外，本书也为公立和第三方互联网医疗服务提供方规划资源投入、优化服务功能和改善服务流程提供参考。例如，对新冠疫情冲击持续效应的研究表明，居民在疫情得到控制之后，其线上就医需求仍会持续增长；这种增长主要出现在内科、皮肤科、精神心理科等适合通过互联网医疗提供服务的科室。为了满足患者的需求，互联网医疗服务提供方可以增加这些科室的资源投入、增加线上服务供给。又如，通过研究空气污染对患者线上就医需求的影响，本书发现患者使用互联网医疗主要是为了应对与污染相关的疾病对健康造成的冲击。考虑重污染天气和传染病流行可能造成本地医生的工作量增大、工作效率降低，互联网医疗平台可以向患者推荐外地相关科室医生，避免医疗服务挤兑。因此，加强对患者线上就医需求影响因素的研究，有助于互联网医疗服务提供方理解患者线上就医的需求及其特征，为提高服务效率和服务质量提供参考方向。

二　创新价值与不足

本书的创新性主要体现在选题创新、数据和方法创新，以及成果应用创新等方面。

在选题创新方面，本书在健康中国战略的指引下，立足于中国对多层次多样化医疗健康服务的需要，选择"互联网医疗"为主题。中国的互联网医疗的发展独具特色，甚至在世界范围内也处于领先地位。政府、学界、业界都期待互联网医疗能够提升医疗服务的可及性、降低医疗服务费用，甚至提高医疗服务的质量。然而，目前国内还缺少对互联网医疗的系统性研究，相关基础性工作也有待完成。在此背景下，本书以互联网医疗为研究主题，在选题上具有一定创新性。不仅如此，本书在充分借鉴相关文献的基础上，提出理论框架并探讨了健康冲击、距离效应、习惯转变三方面因素对患者线上就医产生的影响，较为系统地分析了患者线上就医需求的重要影响因素及其作用机制，有助于理解患者就医的决策过程。本书不仅有利于完善卫生经济学的基础性工作，也为满足居民多层次多样化医疗健康服务需求、促进互联网医疗行业发展提供了有价值的信息。

在数据和方法创新方面，本书使用来自大型互联网医疗平台的交易数据，并结合工具变量模型、引力模型、事件分析模型进行了分析。此前关于互联网医疗的研究大多使用问卷调查和爬虫获取数据，基于问卷调查的数据分析普遍局限于特定地区、特定群体，问卷中反映的更多是受访者的态度和想法，而不能反映其在现实中的行为。基于爬虫的数据则只能掌握医生相关的信息，无法直接观测到患者的行为和选择。本书使用覆盖全国各个城市、长跨度、大样本的高频交易订单数据，从患者层面提供了全国层面的实证分析。该平台允许医生和患者位于不同城市，这使得本书可以在实证分析中将患者需求与医生供给相分离；这是问卷调查、网络爬虫研究所不具备的优势。同时，患者就医需求的相关文献普遍面临内生性缺陷的挑战，本书根据不同的研究问题和背景设定，有针对性地选择研究设计，分别使用固定效应模型、工具变量模型、引力模型、事件分析模型等方法以检验空气污染、地理距离、新冠疫情冲击与患者就医需求的因果关系，并估计其影响程度，力求得到精确可信的结果。

在成果应用创新方面，本书为互联网医疗相关的热点问题提供了政策启示和参考，也为互联网医疗服务的提供方提供了改进服务的方向。当前，政府和学界在完善对互联网医疗的监管、确定医保对互联网医疗的覆盖范围和报销力度、分析互联网医疗对医疗服务可及性的影响等方面尚未达成共识。本书的定量结果可以为回答相关问题提供更多的信息，帮助完善相关政策。同时，基于居民就医需求的特征和关注点，互联网医疗服务提供方可以有针对性地改进技术、优化服务模式，从而增进医患双方的福利，促进行业良性发展。

当然，本书也有一些不足之处。第一，本书关注互联网所带来的改变，以三个重要影响因素为切入点进行分析，而没有分析其他可能影响患者需求的因素。例如，政府监管政策可能会影响到患者线上就医时获得的服务质量，保险报销政策可能影响到患者线上就医的边际成本。这些因素都可能对患者线上就医需求产生影响。第二，本书只使用了一家互联网医疗平台的交易数据，可能忽视其他平台的异质性。本书所使用的是中国大型的互联网医疗平台的详细交易订单数据，虽然基于这一数据集的分析可以为整个行业提供一定的启示，但是其他平台在定位、服务体量、商业模式等方面存在一定差异，因而可能体现出患者线上就医需求的异质性。第三，本书没有对患者福利进行估计和分析。本书在分析时将关注重点放在建立影响因素与患者需求之间的因果关系上，而没有建立完整的一般均衡模型，因此无法对线上就医给患者带来的福利进行估计。这些问题将在后续研究中逐步探索解决。

第二章
互联网医疗需求是否反映健康需求？

第一节　从空气污染变动看健康需求
与互联网医疗需求的关系

互联网医疗行业在中国快速发展，为患者获取健康信息和诊疗建议提供了帮助。近年来，大量公立医院互联网医院和商业第三方互联网医疗平台涌现。在这些平台上，大量医生开设个人主页、展示专业信息并提供在线问诊服务；患者可以自主选择医生、自付在线问诊费用、自由发起在线问诊，从而获得健康指导、用药建议，甚至购买药品。这种方便、低成本的形式成为患者满足健康需求的一种新选择。面对这种选择，患者将如何使用？特别是在健康受到冲击时，患者线上就医需求如何发生变化？互联网医疗服务需求是否如线下医疗服务需求一样，反映患者对健康本身的需求？这是本章需要回答的问题。

由于患者对健康本身的需求难以直接衡量，本研究选用空气污染的变动作为患者健康需求变动的代理变量。空气污染会对居民健康造成不利影响，带来多维度的社会经济成本。已有文献表明，空气污染会直接损害居民的健康（Dockery and Pope，1994；Seaton et al.，1995）、提高死亡率并降低人均预期寿命（Chen et al.，2013；Ebenstein et al.，2017），造成直接或间接的与健康相关的经济损失（Deschênes et al.，2017；Evans and Joseph，

1982；Lave and Seskin，1970）。不仅如此，空气污染还会损害居民的人力资本、降低企业的生产率，对经济发展产生负面影响（Chang et al.，2016；Chang et al.，2019；Fu et al.，2022；Graff Zivin and Neidell，2012；Hanna and Oliva，2015；He et al.，2019；Kahn and Li，2019）。

空气污染对健康产生的效应并非恒定不变的，个体会借助多种手段减弱、抵消健康受到的不利影响（Cheung et al.，2020；Graff Zivin and Neidell，2013）。在空气污染加重的时候，人们会减少外出活动和消费（Bresnahan et al.，1997；Graff Zivin and Neidell，2009；Sun et al.，2019），而购买空气净化器和口罩等防护设备（Ito and Zhang，2020；Zhang and Mu，2018），购买药品（Deschênes et al.，2017），以及前往医院就医（Barwick et al.，2018；Deryugina et al.，2019）。位于不同地区、处于不同社会经济地位的群体，在应对空气污染时享有的医疗资源、掌握的工具手段不同，因而空气污染对其健康产生的影响也有所不同，导致出现健康的不平等现象（Giaccherini et al.，2021；Neidell，2004）。

在本章的实证分析中，利用好大夫在线的详细订单数据，结合中国每日空气质量数据和天气数据，估计空气污染对线上就医需求的影响。本章把在线问诊（图文问诊与电话咨询）的交易订单数据加总到"城市—日度"层面（包括 238 个城市、730 天共 173740 个观测样本），得到各城市每日患者发起的在线问诊总量，将其作为被解释变量。关键自变量为空气污染程度，本章主要使用 $PM_{2.5}$ 浓度进行衡量，相关数据下载自中国生态环境部官方网站。为控制天气对居民就医需求的影响，本章也控制了当日平均温度、露点温度（代表相对湿度）、降水量、风速等天气变量，相关数据来自中国各气象站，通过美国国家海洋和大气管理局（NOAA）网站下载。在"城市—日度"层面使用好大夫在线的交易订单数据进行分析，有如下两个重要优势：第一，患者可以向其他城市的医生发起问诊，因而空气污染对供给侧的影响可以与空气污染对需求侧的影响相分离；第二，好大夫在线的咨询服务由医生定价，不会经常变动，在使用日度空气污染和问诊数据进行分析时，可以控制价格对患者线上就医需求量产生的影响，从而更好地体现患者需求的高频变动。

为了更好地估计空气污染对线上就医需求的影响，本章使用双向固定效应为基准模型，并借用每日随机的风向和风速构造了跨界空气污染的工具变量。在基准模型中，本章除控制天气变量以外，还控制了城市固定效应和日期固定效应。为避免遗漏变量和测量误差可能导致的偏误，本章借鉴 Barwick et al.（2018）的方法，利用邻近城市的随机风向、风速、天气状况和传播距离，预测跨界污染物的浓度，从而构造出当地每日 $PM_{2.5}$ 浓度的一系列工具变量。使用工具变量进行估计发现，当一个城市的 $PM_{2.5}$ 浓度增加 1% 时，该城市当日在线问诊总量增加 0.02%；这种效应主要出现在呼吸科、心血管科、儿科、精神心理科等与空气污染关联性较大的科室，而在肿瘤科、妇产科等关联相对较小的科室没有出现显著的变化。面对空气污染加重时，社会经济发展水平较高地区的居民线上就医需求增加得更多；因此，空气污染与线上就医需求有一定关联。

为了验证在线问诊使用量的变化体现患者的线上就医需求变化，并检验其作用机制，本章对三个重要的替代解释做了探讨和排除。首先，一种可能的解释是供方发生了变化，即空气污染提高了在线问诊的供给、降低在线问诊的价格，从而提升了在线问诊的数量。在本章的设定中，由于医生和患者可以处于不同城市，空气污染对供给和需求的影响可以较好地进行区分，同时数据中没有观测到医生注册人数随污染加重而增多、也没有观测到在线问诊价格随污染加重而降低，因而可以排除这种解释。其次，一种可能的质疑是患者在线问诊量变化只来自收割效应（Harvesting Effect），即空气污染将患者本来就会发起的问诊提前到了污染严重的时候，而并不会从总量上增加线上就医需求量（跨期之间的服务替代）。本章通过改变被解释变量的时间窗口长度，检验了空气污染对 3~28 天不同周期内在线问诊总量的影响，发现所观测到的在线问诊量增多不太可能来自收割效应。最后，本章检验了在线问诊量的变化是否来自患者的回避行为（Avoidance Behavior），即空气污染没有影响到患者对医疗服务的总需求，患者只是为了避免出门而从线下就医转向线上就医（线上对线下医疗服务需求的存量替代）。本书通过探讨空气污染对不同科室线上就医需求产生的差异，并结合空气污染对线下不同科室预约挂号量的影响，发现空气污染对线上就医需求的影响主要来自健康效应，而不太可能来自回避行为。因此，空气污染增加线上就医需求主要体现为就医总需求的扩张，而不是对线下存量需求的替代。

本章的分析至少拓展了三点。第一，本章拓展了空气污染对居民行为（尤其是防范和治疗行为）的研究范围。此前文献已经分析过空气污染对外出活动、购买口罩和空气净化器、购买药品以及线下医院就医的影响（Barwick et al.，2018；Bresnahan et al.，1997；Deryugina et al.，2019；Deschênes et al.，2017；Graff Zivin and Neidell，2009；Ito and Zhang，2020；Sun et al.，2019；Zhang and Mu，2018），但暂无文献使用现实数据探究空气污染是否影响以及如何影响患者线上就医的需求。本章使用来自好大夫在线的详细订单交易数据，利用日度层面空气污染的变化情况进行分析，发现空气污染会增大患者线上就医的需求，而且主要是对于与空气污染相关的疾病科室的线上就医需求。利用高频数据进行分析并且借助好大夫在线平台的特性，本章较好地排除了其他伴随因素的干扰，更好地估计出患者需求的变化。特别地，本章对空气污染影响线上就医需求的机制进行了检验，发现患者选择线上就医主要是因为对医疗服务的总需求有所增加，而不是存量需求从线下转往线上。

第二，本章的分析也为理解不同社会经济地位的群体受到空气污染的异质性影响提供了更多证据。此前研究发现，空气污染对不同社会经济地位的群体产生的影响并不相同，一个重要的原因是居民进行防范和补救的能力存在差异（例如，Giaccherini et al.，2021）。本章发现，在社会经济发展程度更高、本地线下医疗资源更丰富的地区，居民面对空气污染时线上就医需求变化更大。这表明社会经济地位较高的群体，更可能使用互联网医疗服务来消减环境污染造成的不利影响，不同群体之间的健康差距可能会因此拉大。其他讨论数字鸿沟扩大居民健康不平等的相关文献也有相近的发现（Chiou and Tucker，2020；Patel et al.，2021；Saka et al.，2021）。

第三，本章为理解远程医疗、互联网医疗的价值和作用提供了现实证据。Smith et al.（2020）等文章指出，远程医疗可以在面对自然灾难、传染病大流行等紧急情况时起到重要作用，前提是患者在日常生活中已经习惯于使用远程医疗服务。

本章的分析以空气污染作为切入点，发现患者在面对日常出现的健康冲击时，一定程度上愿意接受和采用互联网医疗服务。同时，本章将患者线上就医对空气污染的弹性与居民其他行为的弹性进行了对比，发现线上就医的需求弹性介于线下就医和其他回避行为的弹性之间，这表明远程医疗既有可能在日常生活中为患者带来方便的医疗服务，又有可能为患者应对外界冲击提供更丰富的工具。

第二节　空气污染的健康经济学研究概览

一　空气污染对健康的直接影响

一系列研究表明，空气污染会直接损害患者的健康。Dockery and Pope（1994）梳理了空气污染（尤其是空气中的颗粒物污染）对居民健康产生的影响，发现空气污染会增大哮喘等呼吸类疾病的发病率，增加住院和急诊患者的数量，甚至增大死亡率。Seaton et al.（1995）指出，空气污染损害健康的原因可能是污染物微粒云引起肺泡炎症，进而引起肺部疾病、加剧血液凝固。

近些年，学者十分关注空气污染物中的悬浮颗粒物（根据颗粒物的直径，可以进一步细分为 PM_{10}，$PM_{2.5}$ 和 PM_1）对健康产生的影响。Dominici et al.（2006）使用美国 204 个郡老人医保（Medicare）住院数据分析空气污染对老人健康产生的影响，发现 $PM_{2.5}$ 浓度上升会增加心血管疾病、呼吸类疾病患者的住院率，而不会增大因伤住院的概率；当 $PM_{2.5}$ 浓度增大 10 $\mu g/m^3$ 时，当日心力衰竭的发病风险将会增大 1.28%。Bell et al.（2009）利用美国 1999~2005 年 106 个郡的数据分析发现，$PM_{2.5}$ 浓度上升会导致心血管疾病和呼吸类疾病住院增加，主要通过镍、钒、元素碳和相关联的成分产生作用。Chen et al.（2013）则利用中国供暖政策在淮河南北出现的断点，发现长期暴露在 100 μg/m³ 浓度的悬浮颗粒物中，出生时预期寿命将减少 3 岁。Ebenstein et al. （2017）使用同样的方法进一步分析发现，PM_{10} 浓度增大 10 μg/m³ 将导致预期寿命下降 0.64 岁，而且主要是由心肺相关的死亡率上升造成的。作为易感人群，空气污染对儿童的健康有明显的影响。Chay and Greenstone （2003）利用 1981~1982 年经济衰退带来的空气污染下降进行分析，发现悬浮颗粒物浓度下降 1%，则婴儿死亡率将下降 0.35%。Arceo et al. （2016）通过逆温现象构造空气污染的工具变量，并发现 24 小时内 PM_{10} 上升 1 μg/m³ 将导致每 10 万婴儿死亡人数增加 0.23。

除了对生理健康产生影响以外，空气污染也会影响到居民的心理健康和主观幸福感。Zhang et al. （2017）使用中国家庭追踪调查 2010~2014 年数据进行分析，发现空气污染降低了受访者的主观幸福感，增大了抑郁症发生的概率。Zheng et al. （2019）通过对中国 144 个城市微博用户发布的文本进行分析，发现 $PM_{2.5}$ 浓度上升一个标准差，居民的主观幸福感降低 0.043 个标准差。

二　空气污染对个体行为的影响及其经济成本

在理解空气污染的健康效应的基础上，一系列研究对空气污染如何影响个体行为及经济成本展开了深入探讨，为本文提供了颇有参考价值的分析框架和实证策略。正如第一章所述，个体在面对空气污染时会调整自身行为，进而产生经济成本。例如，空气污染本身及与污染相关的预警将减少居民的户外活动（Neidell，2009；Sun et al.，2019），而这种躲避污染的行为（又称"回避行为"）是有成本的——随着预警持续，居民将失去持续躲避污染的意愿（Graff Zivin and Neidell，2009），而且在空气质量好转后将会反弹性地增大出行（Sun et al.，2019）。为了充分理解个体应对污染所产生的成本，学者们通过"支付意愿法"为全面测算污染造成的成本提供了框架。Graff Zivin and Neidell （2013）较早指出，居民对治理污染的支付意愿可以理解为污染带来的成本，具体包括污染对收入的影响、污染对效用的直接影响、回避行为的成本和医疗费用等四个方面。Deschênes et al.

（2017）则进一步从理论上提炼，提出居民对清洁空气的边际支付意愿可以拆解为污染对生产率的影响、污染造成的防范和治疗成本，以及污染造成的人力资本损失。

随着对空气污染的行为影响认识得越发深入，学者对空气污染研究的数据质量和识别方法提出了越来越高的要求。从数据要求来看，越来越多的学者使用交易数据。例如，Barwick et al.（2018）利用中国的银行卡交易数据分析空气污染对个人支出的影响，可以精确测量住院和买药的交易数量和交易金额，从而测算空气污染对个体医疗费用的短期效应和长期效应。另一个例子是 Zhang and Mu（2018）使用淘宝口罩指数进行分析，发现空气污染指数和口罩（特别是防 $PM_{2.5}$ 口罩）的销量之间存在相关性。此外，Ito and Zhang（2020）使用空气净化器的销售数据，结合中国供暖政策在淮河南北出现的断点，发现空气污染增大了家户购买空气净化器的概率，并进一步测算出中国家户愿意为 PM_{10} 每降低 1 $\mu g/m^3$ 而每年支付 1.34 美元。使用高频交易数据，可以更加充分地利用空气污染程度在不同地区和不同时间的变化，从而更加精确地识别空气污染与个体行为之间的关联。从识别方法来看，除了通过逆温现象构造空气污染的工具变量外（Arceo et al.，2016），学者还开发出了更多工具变量。例如，Deryugina et al.（2019）选择利用本地风向构造空气污染的工具变量，研究空气污染对美国 65 岁以上老人就医和死亡率的影响。这样的工具变量可以更好地与相对高频的费用数据相匹配：不同地区每日的风向变化具有一定随机性，而风向的变化并不会直接影响个体的就医需求。学者不断优化改进工具变量，为本文研究空气污染如何影响互联网医疗需求提供了重要的方法参考。

综上来看，现有研究关注空气污染对居民健康、行为及其社会经济成本产生的影响，大多采用工具变量法、断点回归设计等方法进行因果识别，而使用空气污染指数、污染物浓度方式作为空气污染水平的衡量指标。这些研究启发了本书的思路。为更加精准地把握空气污染对患者线上就医需求产生的影响，本书使用各城市每日的 $PM_{2.5}$ 浓度来衡量空气污染，并使用风向和风速构造空气污染的工具变量，更多细节将在后文介绍。

第三节 平台数据与实证策略

一 资料来源

（一）好大夫在线平台交易订单数据

本章的研究主要使用了来自好大夫在线平台的交易订单数据。好大夫在线建立于 2006 年，是中国最大的第三方互联网医疗平台之一；截至 2018 年，已有约 20 万名公立医院医生在平台注册，其中 85% 是来自（公立）三甲医院的专科医生。这些医生提供的服务包括在线图文咨询、电话咨询和线上预约挂号。因为中国的基层医疗较为薄弱，患者倾向于在三级医院就诊，因而以好大夫在线为代表的第三方互联网医疗平台有着较大的用户群体（Yip et al.，2019）。

好大夫在线平台较为理想地模拟了一个反映患者需求的医疗服务市场。就供方而言，医生可以自主为在线服务设定价格，并在同一个平台上竞争全国各地的在线就医患者；其价格相对静态，不会因为当日需求变化而动态调整，也不会基于患者特征进行价格歧视。在 2020 年，图文问诊和电话咨询的平均价格分别是 89.7 元和 109.7 元；这些价格高于三甲医院的挂号收费。同时，在平台上注册的医生会开设个人主页，用于展示其服务定价、个人背景、医院信息、专业职称、所在科室和其他相关信息（如热度评分、患者评价等）。患者可以浏览医生的个人主页，挑选合适的医生并发起线上咨询。在患者挑选医生到发起咨询的过程中，不需要医生实时在线或同意；如果医生不在线或拒绝提供咨询，平台会记录并退还费用。这一特征有助于剥离空气污染对供方的影响（如医生的工作状态、线下对线上的溢出效应[①]等），从而更好地识别

---

① 因为好大夫在线平台的医生主要为公立医院的医生，其所属机构的工作量会影响到医生线上服务的时间和精力投入，从而产生供方线下对线上的溢出效应。在本研究所关心的问题中，如果空气污染导致线下公立医院的门诊人数增多，医生在线下的工作量变大，他们在网络平台提供的线上咨询量可能会随之减少；如果不剥离供方这一变化，使用服务量作为被解释变量进行分析，可能造成空气污染对线上就医需求的影响被低估。

需求的变化。此外，截至 2019 年年底，中国社会医疗保险和商业医疗保险几乎没有覆盖和报销互联网医疗服务，所以在本章研究的时间段内，患者的线上就医服务主要是自付费，患者线上就医时不会受到报销、转诊等相关政策的约束。

本章使用好大夫在线平台交易订单数据。为了避免新冠疫情冲击对研究造成的干扰，本章使用的是 2018 年 1 月至 2019 年 12 月超过 630 万条付费图文问诊和电话咨询的信息；这些咨询涉及 11.2 万名医生，超过 40 个科室（覆盖了 95%以上的线下科室）。因为交易订单数据都记录了每次咨询发起的日期和医患双方的省市位置信息，本章可以将这些线上咨询数据与各城市每日空气污染程度相结合，从而测量空气污染对线上就医需求的影响。

（二）空气污染数据

本章使用的空气污染数据来自生态环境部官网，该网站记录了各监测点分小时的空气质量指数（AQI）和 $PM_{2.5}$、PM_{10}、CO、NO_2、O_3 等污染物的浓度。本章使用的是 2018 年 1 月至 2019 年 12 月的数据；为与线上就医服务量的观测值维度相一致，各监测点的指标均换算为城市日度平均值。

虽然生态环境部提供的空气污染数据包含了详尽的指标，本研究主要使用 $PM_{2.5}$ 浓度来衡量空气污染。在稳健性检验中，换用 AQI 作为衡量指标估计所得的结果与使用 $PM_{2.5}$ 浓度来衡量估计所得的结果基本一致。

（三）天气数据

本章使用的天气数据为中国各气象站的实时监测数据，下载自美国国家海洋和大气管理局（NOAA）网站。该网站将天气相关的数据汇总在两个数据库：每日全球地面概况（Global Surface Summary of the Day，简称 GSOD）和综合地表数据库（Integrated Surface Database，简称 ISD）。本章使用 GSOD 数据库中的当日平均气温、当日平均露点温度（代表相对湿度）、当日累积降水量；同时使用了 ISD 数据库中的分小时的风速（单位为米/秒）、风向（顺时针方向，正北方向为 0°），并将其转化为向量形式进行运算，从而得出当日平均风速和风向。本研究使用的是 2018 年 1 月至 2019 年

12 月的数据；为与线上就医服务使用量的观测值维度相一致，各气象站的数据均换算为城市日度平均值。

二　描述性统计

表 2-1　描述性统计

变量	样本量	均值	标准差	最小值	最大值
Panel A：在线问诊服务量					
所有在线问诊	173740	30.53	60.82	0	1271
图文问诊	173740	22.96	46.67	0	1094
电话咨询	173740	7.57	14.79	0	247
呼吸科	173740	0.73	1.87	0	53
心血管内科	173740	0.73	1.65	0	40
精神心理科	173740	0.92	2.10	0	45
儿科	173740	4.24	8.23	0	164
消化内科	173740	0.66	1.62	0	40
内分泌科	173740	0.41	1.05	0	27
Panel B：空气和天气					
$PM_{2.5}(\mu g/m^3)$	173740	36.34	33.19	1.60	1787.58
温度（℃）	173740	14.40	11.11	-38.06	40.06
露点温度（℃）	173740	6.81	12.95	-51.39	28.83
风速（m/s）	173740	17.36	14.12	0.00	210.48
风向（顺时针方向，正北为 0°）	173740	170.33	107.23	0.00	360.00

注：作者将原始交易订单数据加总到城市—日度层面，共 238 个城市、730 天。本章分析仅使用了付费在线问诊（图文问诊和电话咨询）的数据，而没有纳入免费问诊的数据。

本研究使用的是由同时有在线问诊数据、空气污染数据和气象监测数据的城市所形成的平衡面板，样本共计 238 个城市，覆盖 730 天，总样本量为 173740。如表 2-1 所示，各城市单日线上问诊量平均为 30.53，其中图文问诊为 22.96，电话咨询为 7.57[①]。与空气污染关系较为密切的呼吸科、心

---

① 好大夫在线平台服务的类型包括图文问诊、电话咨询和追问包，其中最后一项是前两项的追加服务，无法并入前两项中。本章分析中剔除此项。

血管内科、精神心理科和儿科各科室的单日问诊量平均为 1.66，消化内科和内分泌科等关系较远的各科室单日问诊量平均为 0.54。

在本研究的样本期间，$PM_{2.5}$ 的浓度平均为 36.3 $\mu g/m^3$，高于中国环境空气质量标准（GB3095-2012）的浓度限值[①]。样本期间近半城市的日均 $PM_{2.5}$ 的浓度超过 35 $\mu g/m^3$，极少数城市超过 75$\mu g/m^3$，这意味着空气污染程度可能对中国居民的身体健康和心理健康产生了负面影响，从而造成了居民对医疗服务的更多需求。图 2-1 展示的是各城市的 $PM_{2.5}$ 浓度与居民在线咨询服务量的相关关系。在给定城市长期平均水平和全国当天平均水平的前提下，一个城市的 $PM_{2.5}$ 浓度越高，其线上咨询的服务量越大。

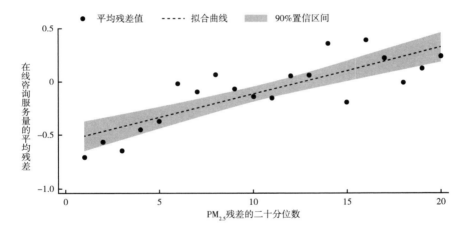

图 2-1 $PM_{2.5}$ 与线上咨询服务量残差的相关性

说明：作者借鉴 Chetty and Hendren（2018）的呈现方式绘制本图。其纵轴代表每个城市日度在线问诊量，用城市固定效应和日期固定效应进行拟合之后的残差表示，横轴代表每个城市当日 $PM_{2.5}$ 浓度，用城市固定效应和日期固定效应进行拟合之后的残差表示，从小到大归并进入 20 个分位数区间。

---

① 中国为两类环境空气功能区设定了不同的污染浓度限值。其一为自然保护区和风景名胜区等，适用一级浓度限值（$PM_{2.5}$ 浓度年平均不超过 15 $\mu g/m^3$）；其二为居住、商业、工业和农村地区等，适用二级浓度限值（$PM_{2.5}$ 浓度年平均不超过 35 $\mu g/m^3$）。

三 实证策略

（一）双向固定效应模型

在本章的研究中，基准模型为双向固定效应模型，其回归方程为：

$$\ln(y_{it}) = \alpha_0 + \beta \cdot \ln(P_{it}) + \sigma \cdot W_{it} + \delta_I + \lambda_t + \in_{it} \qquad (2-1)$$

其中 y_{it} 代表城市 i 的患者在日期 t 发起的线上医疗咨询服务量；由于一小部分城市在某一些日期发起的线上咨询服务量为零，y_{it} 取自然对数前需要加 1。P_{it} 是各个城市的日度平均 $PM_{2.5}$ 浓度，单位为 $\mu g/m^3$。W_{it} 是温度、露点温度（代表相对湿度）、降水量和风速等天气变量所构成的矩阵。与 Fu et al.（2022）的设定相同，本文控制了露点温度（相对湿度）、日度累积降水量和平均风速这三个变量的一次项与二次项，并将日均温度划分为 8 个虚拟变量（小于 0℃，0~5℃，5~10℃，10~15℃，15~20℃，20~25℃，25~30℃及大于等于 30℃）。δ_I 和 λ_t 分别为城市固定效应和日期固定效应。标准误聚类在"省份—年月"层面。

基准模型利用 $PM_{2.5}$ 浓度在不同日期之间的波动来识别空气污染对患者线上就医需求的因果效应；模型中的系数 β 可解释为"日度平均 $PM_{2.5}$ 浓度每增加 1%，则该城市患者当日所发起的线上医疗咨询服务量增加 β%"。这一模型假设在控制天气因素、城市固定效应和日期固定效应之后，当日空气污染对于线上医疗咨询总量是足够外生的。但是，考虑到当日空气污染可能与过去几日的空气污染相关，而过去几日的空气污染可能引起政府的政策干预（例如，发布重污染预警，要求停工、停课，并鼓励减少出行），从而间接影响到当日的空气污染程度（存在遗漏变量的问题）和居民在污染中暴露的程度（存在系统性测量误差）。为解决这些问题，本章基于风向、风速和城市相对位置，构造了工具变量进行估计。

（二）工具变量构造思路

在空气污染物（尤其是 $PM_{2.5}$）可以跨城市传播的背景下，各城市每日随机的风向和风速可用以构造外生的工具变量。本章借鉴 Barwick et al.

（2018）的方法，利用一个城市前一日 $PM_{2.5}$ 浓度和从其他城市扩散来的污染物，构建当地当日 $PM_{2.5}$ 浓度的预测模型。经过换算和组合，该模型中的自变量可以构造出本研究所需的一系列工具变量，较好地满足相关性和外生性的需求。

首先，一个城市当日 $PM_{2.5}$ 浓度可由前一日污染浓度、所有上风向城市扩散来的污染物的浓度总量，以及其他不可观测的干扰因素共同预测，其表达式为：

$$P_{it} = \delta_I P_{i,t-1} + \sum_{j \neq i} P^+_{j \to i, t} + \in_{it} \qquad (2-2)$$

其中 P_{it} 是城市 i 在日期 t 的 $PM_{2.5}$ 浓度，$P_{i,t-1}$ 为 t 日期的前一日污染浓度，δ_I 代表城市 i 的空气污染物跨日残留比例，$P^+_{j \to i, t}$ 代表从上风向城市 j 在日期 t 扩散到下风向城市 i 的污染物浓度，$\in_{it}$ 为不可观测的干扰因素（模型外的扰动项，如该城市当日新排放的污染物浓度）。由于空气污染存在明显的跨城市传播，重点关注由外地扩散来的空气污染不仅有利于寻找外生的变量，也足以保证工具变量的相关性要求（Fu et al.，2022）。

其次，模型需要从上风向城市的污染程度和天气状况来预测扩散到下风向城市的污染物浓度和扩散时间，污染物浓度的表达式为：

$$P^+_{j \to i, t+s_{ijt}} = \begin{cases} P_{jt} \cdot F(dist_{ij}, weather_{jt}, weather_{i,t+s_{ijt}}) \cos(\Theta_{ij}), \cos(\Theta_{ij}) > 0 \\ 0, otherwise \end{cases} \qquad (2-3)$$

其中 $P^+_{j \to i, t+s_{ijt}}$ 表示日期 t 从城市 j 扩散到城市 i 的污染物，在日期 $t+s_{ijt}$ 抵达时的污染浓度。在扩散过程中，一系列因素将会影响到抵达时的污染浓度，包括城市 j 扩散时的污染物浓度（P_{jt}）、污染物在两地扩散后的总留存比例 $F(\cdot)$，$F(\cdot) \in [0, 1]$，以及当日风向与两城市间最短传播路径的夹角（Θ_{ij}）。总留存比例 $F(\cdot)$ 代表扩散特定距离之后留存的污染物总量，受到城市 i 与城市 j 的地理距离（$dist_{ij}$）、城市 j 在污染扩散时的天气状况（$weather_{jt}$）、城市 i 在污染抵达时的天气状况（$weather_{i,t+s_{ijt}}$）的共同影响，而夹角（Θ_{ij}）则用于拆解出能扩散到城市 i 的这一部分污染物。如图

2-2 所示，假设上风向城市与下风向城市的最短传播路径为北偏东 30°，只有当日风向介于北偏西 60°和南偏东 60°（图中标记分别为正北顺时针 300°和 120°）时，上风向城市所扩散的污染物才能够传到下风向城市；风向与两城市连线的偏差越大，扩散到下风向城市的速度越慢、抵达时污染物浓度越低。预测模型中使用 $\cos(\Theta_{ij})$ 来对风向进行投影；当 $\cos(\Theta_{ij}) \leqslant 0$ 时，两城市之间风向反向，使得污染物不能从城市 j 扩散到城市 i，因而 $P^+_{j\to i,t+s_{ijt}}$ 取值为 0。

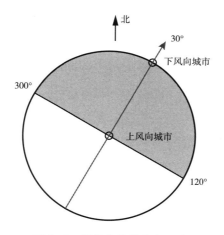

图 2-2　污染物扩散方向示意

说明：作者借鉴 Fu et al.（2022）的示意图绘制本图。

当空气污染能够在两城市之间进行扩散时，预测扩散用时可用两城市之间的距离与污染扩散速度之比来表示，其表达式为：

$$s_{ijt} = \frac{dist_{ij}}{speed_{j\to i,t}} = \frac{dist_{ij}}{\cos(\Theta_{ij}) \cdot speed_{jt}}, \cos(\Theta_{ij}) > 0 \qquad (2-4)$$

其中 s_{ijt} 表示城市 j 在日期 t 的污染物扩散到城市 i 所需要的天数，$speed_{jt}$ 表示城市 j 在日期 t 的风速，$speed_{j\to i,t}$ 表示风速在两城市连线方向的投影，代表污染扩散的速度。

进一步地，假设污染物的扩散过程 $F(\cdot)$ 中各因素的影响是线性可加的，将其表示为距离、上风向城市天气状况和下风向城市天气状况的多项式线性组合，并把公式（2-4）代入公式（2-3），则公式（2-3）可以改写为：

$$P^{+}_{j\to i,t+s_{ijt}} = \max(0,cos\Theta_{ij}) \cdot P_{jt} \cdot \sum_{l} \alpha_l g_l(1/dist_{ij},weather_{jt},weather_{i,t+s_{ijt}}) \quad (2-5)$$

其中 g_l（·）代表城市间距离、上风向城市天气状况和下风向城市天气状况的某一种组合形式（共有 L 种组合）。

然后，利用多个上风向城市扩散来的污染物浓度，可以计算下风向城市接收到的所有污染物的浓度，其表达式为：

$$\widehat{P}^{far}_{it} = \sum_{j:dist_{ij}>r} P^{+}_{j\to i,t} = \sum_{l} \alpha_l \sum_{j:dist_{ij}>r} \max(0,cos\Theta_{ij}) \cdot P_{j,t-s_{ijt}} g_l$$
$$(1/dist_{ij},weather_{j,t-s_{ijt}},weather_{i,t}) = \sum_{l} \alpha_l X^{l}_{it}$$

其中 $\widehat{P}^{far}_{it}$ 代表在日期 t 从各个上风向城市扩散到城市 i 的污染物浓度的预测值。X^{l}_{it} 为本书所使用的工具变量，其表达式为：

$$X^{l}_{it} = \sum_{j:dist_{ij}>r} \max(0,cos\Theta_{ij}) \cdot P_{j,t-s_{ijt}} g_l(1/dist_{ij},weather_{j,t-s_{ijt}},weather_{i,t}),l=1,2,\cdots,L$$

为构造 X^{l}_{it}，g_l（·）分别选用了两城市间地理距离的倒数、上风向城市日均气温、当日累计降水量、当日平均风速、当日风向，以及前述变量两两之间的交互项，因而 $L=15$。基准模型中已经控制了下风向城市的天气变量，此处无须重复。值得一提的是，本部分的目标是构造可靠的工具变量，从而更好地识别空气污染对患者线上需求的影响，而非建立空气污染浓度的高精度预测模型[1]。在工具变量的外生性方面，随机的风向通过改变 $cos\Theta$，使得 X^{l}_{it} 可以较好地满足外生性假设。在工具变量与自变量的相关性

---

① 理论上，通过建立高精度预测模型并利用模型获得空气污染预测值，也可以将这一预测值作为工具变量。但是，这种工具变量在构造过程中需要对函数形式做更强的假设，过程较为复杂。不仅如此，使用拟合（预测）值做工具变量可能改变关键自变量的标准误，需要使用自助法（Bootstrap）才能得到准确的标准误。这样对设备算力要求较高，而系数估计的结果并不会有明显的变化，因而本书未采用这种方法。

方面，使用工具变量法进行回归估计时，一阶段 Kleibergen-Paap Wald rk F 值（简称 KP-F 值）大于 16.38（Stock-Yogo 门槛），不存在弱工具变量问题。需要注意的是，由于距离较近的两城市可能因为一天之内的风向变化而出现污染物互相扩散（造成预测值内生于当地空气污染程度），本书剔除以城市 i 为圆心、半径 150 公里的范围所覆盖的上风向城市（即 $r=150$）。后续稳健性检验表明换用不同的剔除半径，不会影响研究的结论。

第四节　基准结果与解读

一　基准结果

表 2-2 报告了使用 OLS 和工具变量法进行估计的结果。第（1）列的被解释变量是在线问诊总量加 1 取自然对数，第（2）和（3）列的被解释变量分别是图文问诊量和电话咨询量加 1 取自然对数。Panel A 是使用 OLS 估计的结果。可以看出，一个城市的在线问诊量与当日空气污染程度呈正相关，$PM_{2.5}$ 浓度每增大 1%，在线问诊量增大 0.01%；图文问诊和电话咨询等不同类型的服务都出现了显著的增加。

表 2-2　空气污染对在线问诊量的影响（OLS 和工具变量法估计）

被解释变量	（1） ln（在线问诊量）	（2） ln（图文问诊量）	（3） ln（电话咨询量）
被解释变量均值	30.53	22.96	7.57
Panel A：OLS 估计			
ln（$PM_{2.5}$）	0.0118***	0.0132***	0.0080***
	（0.0022）	（0.0023）	（0.0028）
Panel B：工具变量法估计			
ln（$PM_{2.5}$）	0.0228***	0.0208***	0.0251***
	（0.0072）	（0.0072）	（0.0091）
一阶段 KP-F 值	83.33	83.33	83.33
样本量	173740	173740	173740

被解释变量	（1）	（2）	（3）
	ln（在线问诊量）	ln（图文问诊量）	ln（电话咨询量）
天气变量	是	是	是
固定效应	是	是	是
估计方法	OLS	OLS	OLS

注：天气变量包括温度、露点温度（代表相对湿度）、降水量和风速，固定效应包括城市固定效应和日期固定效应。括号里代表的是聚类在"省份—年月"层面的标准误。*** p<0.01，** p<0.05，* p<0.1。

表 2-2 的 Panel B 是使用工具变量法估计的结果。第（1）列中，关键自变量的系数为 0.0228，表明当一个城市的 $PM_{2.5}$ 浓度增加 1% 时，则该城市当日在线问诊总量增加 0.0228%。该系数大约为 OLS 的 1.93 倍，说明 OLS 估计偏向于低估。这可能是因为本地污染物浓度与过去几天的本地空气质量相关，而本地重污染会引起政府干预或居民行为调整，使得居民当日暴露在空气污染中的程度下降，相关效应被低估；而使用跨境传播而来的空气污染作为工具变量，可以避免这种偏误。第（2）列和第（3）列表明空气污染对图文问诊量和电话咨询量的影响，也有相似的量级。在本章的设定下，在线问诊服务量的变化主要反映居民线上就医需求的变化，因此空气污染可能增大了居民的线上就医需求。

这一发现与此前研究空气污染对居民行为所产生影响的文献相一致：相关文献表明，空气污染会增加居民的回避行为（Avoidance Behavior，指避免暴露在污染中的行为），包括购买口罩（Zhang and Mu，2018）、购买空气净化器（Ito and Zhang，2020）、减少出门（Sun et al.，2019）等，也会增加居民暴露在污染之后的补救行为（Mitigating Behavior），包括购买药品（Deschênes et al.，2017）、寻求就医等（Barwick et al.，2018；Deryugina et al.，2019）；空气污染增大居民线上就医需求这一事实表明，互联网医疗一定程度上也被患者视为一种应对不利健康冲击的工具而进行采用。

二　异质性

（一）科室异质性

图2-3展示了空气污染对不同科室线上就医需求的影响，其被解释变量为一个城市各个科室的在线问诊服务量的自然对数，而回归设定与基准设定一致。可以看出，空气污染显著增大了呼吸科、心血管内科、儿科和精神心理科的在线问诊量，而没有对消化内科和内分泌科的在线问诊量产生显著影响；原始回归结果和组间差异的交互项回归见附录表 D.1。此前文献已经发现，空气污染会增大呼吸道疾病和心血管疾病的发病概率，损害居民的身心健康，并且会对儿童产生较大的健康影响；本研究的发现与这些研究相一致，患者就医需求的变化出现且仅出现在受到空气污染直接影响的科室。

考虑到互联网医疗在不同科室的成本效益各不相同，不同科室线上就医需求的变化程度可能也会随之受到影响。本章也对与空气污染关联较小的科室进行了分析，没有发现线上就医需求出现显著的变化；相关结果见附录表 D.2。

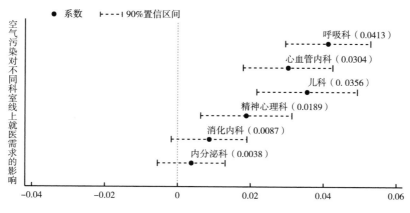

图2-3　空气污染对不同科室线上就医需求的影响

说明：图中是使用工具变量法分科室进行回归估计得到的结果。被解释变量是一个城市当日该科室在线问诊量的自然对数。回归控制了温度、露点温度（代表相对湿度）、降水量和风速等天气变量，以及城市固定效应和日期固定效应。标准误聚类在"省份—年月"层面。

（二）地区异质性

表 2-3 展示了不同社会经济水平的城市面对空气污染时呈现的异质性效应。在基准设定的基础上，第（1）列加入了 $PM_{2.5}$ 浓度与 2018 年该市人均 GDP（两者自然对数）的交互项，第（2）列加入了 $PM_{2.5}$ 浓度与 2018 年移动用户注册率（两者自然对数）的交互项，第（3）列借鉴 Zhang and Mu（2018）的思路，加入了 $PM_{2.5}$ 浓度与 2018 年当地人均医院床位数、当地人均医生数（自然对数）的交互项。可以看出，在人均 GDP 更高、移动用户注册率（数字可及性）更高、人均医院床位数和医生数（线下医疗资源丰富程度）更高的地区，空气污染对居民线上就医需求的边际影响更大。

表 2-3　地区异质性：社会经济发展水平

被解释变量	（1）	（2）	（3）
	ln（在线问诊总量）		
ln（$PM_{2.5}$）	0.0216***	0.0171**	0.0311***
	（0.0073）	（0.0077）	（0.0075）
ln（$PM_{2.5}$） ×ln（人均 GDP）	0.0139*		
	（0.0078）		
ln（$PM_{2.5}$） ×ln（移动用户注册率）		0.1263***	
		（0.0329）	
ln（$PM_{2.5}$） ×ln（当地人均医院床位数）			0.0736**
			（0.0330）
ln（$PM_{2.5}$） ×ln（当地人均医生数）			0.0360*
			（0.0204）
一阶段 KP-F 值	49.20	65.62	24.26
样本量	170090	110960	88330
天气变量	是	是	是
固定效应	是	是	是

注：该表是使用工具变量法估计得到的结果。天气变量包括温度、露点温度（代表相对湿度）、降水量和风速，固定效应包括城市固定效应和日期固定效应。括号里代表的是聚类在"省份一年月"层面的标准误。***p<0.01，**p<0.05，*p<0.1。

进一步检验可以发现，地区异质性效应似乎更多体现线下社会经济发展水平，而非好大夫在线平台的线上供方特征。借鉴 Broda and Weinstein

（2006）研究商品多样性的思路，本节使用好大夫在线平台上来自各城市的医生数量、医院数量、科室数量、医院—科室组合总数来衡量一个城市医疗服务的供给丰富程度。由表2-4可知，这些线上特征并不影响各地区居民线上就医需求面对空气污染时的反应程度。

表2-4　地区异质性：平台供方特征

被解释变量	（1）	（2）	（3）	（4）
	ln（在线问诊总量）			
ln（$PM_{2.5}$）	0.0193**	0.0230**	0.0218**	0.0205**
	(0.0096)	(0.0100)	(0.0092)	(0.0095)
ln（$PM_{2.5}$） ×ln（本地医生数）	0.0014			
	(0.0037)			
ln（$PM_{2.5}$） ×ln（本地上线科室数）		-0.0027		
		(0.0091)		
ln（$PM_{2.5}$） ×ln（本地上线医院数）			-0.0010	
			(0.0065)	
ln（$PM_{2.5}$） ×ln（本地上线医院-科室数）				0.0004
				(0.0045)
一阶段 KP-F 值	24.99	18.24	29.39	26.26
样本量	169360	169360	169360	169360
天气变量	是	是	是	是
固定效应	是	是	是	是

注：该表是使用工具变量法估计得到的结果。天气变量包括温度、露点温度（代表相对湿度）、降水量和风速，固定效应包括城市固定效应和日期固定效应。括号里代表的是聚类在"省份—年月"层面的标准误。*** $p<0.01$，** $p<0.05$，* $p<0.1$。

综上所述，此前一系列文献指出，数字鸿沟可能影响到个体面对冲击时的应对能力（例如，流行病等），从而放大健康不平等（例如，Chiou and Tucker，2020；Saka et al.，2021）；本节的发现与这些文献相一致，在面对空气污染这种不利于健康的冲击时，社会经济发展水平更高、医疗资源更丰富的地区居民更有可能使用互联网医疗进行应对。

（三）天气异质性

表 2-5 表示不同天气状况下，空气污染对患者线上就医需求产生的异质性影响。在基准设定的基础上，第（1）列加入了 $PM_{2.5}$ 浓度与"是否降水"虚拟变量（当日有降水 = 1）的交互项，发现在有降水的天气时，空气污染对患者线上就医需求的影响会显著减弱，这可能是因为降水增加了居民的回避行为、降低了患者暴露在污染中的时间从而减少了对健康的不利影响（Graff Zivin and Neidell，2009）。第（2）列按照 Zheng et al.（2019）的分类，加入了 $PM_{2.5}$ 浓度与"当日气温是否令人不适"虚拟变量（该城市最低 25% 或最高 25% = 1）的交互项，发现令人不适的气温会微弱地增加居民对空气污染的反应，但这种差异在统计学上并不显著；这表明，气温虽然会明显地影响居民面对污染时的心理反应（Zheng et al.，2019），却并不会显著地表现为居民的线上就医行为。第（3）列加入了 $PM_{2.5}$ 浓度与低能见度虚拟变量（能见度小于 3.2 英里 = 1）的交互项，发现低能见度会微弱地增加居民对空气污染的反应，但这种差异在统计学上也不显著；虽然低能见度可以提醒居民注意当天的空气质量并增大口罩购买量（Zhang and Mu，2018），但能见度所反映的信息本身似乎不会直接影响到居民身体健康，也不会改变居民线上就医的边际需求。

表 2-5　天气异质性

被解释变量	（1）	（2）	（3）
	ln（在线问诊总量）		
$\ln(PM_{2.5})$	0.0281 ***	0.0196 **	0.0269 ***
	（0.0075）	（0.0080）	（0.0094）
$\ln(PM_{2.5})$ ×降水（有降水 = 1）	− 0.0170 **		
	（0.0069）		
$\ln(PM_{2.5})$ ×气温（最高或最低 25% = 1）		0.0075	
		（0.0083）	
$\ln(PM_{2.5})$ ×低能见度（小于 3.2 英里 = 1）			0.0039
			（0.0049）
一阶段 KP-F 值	60.78	46.29	35.68

续表

被解释变量	（1）	（2）	（3）
	ln（在线问诊总量）		
样本量	173740	173740	173740
天气变量	是	是	是（含能见度）
固定效应	是	是	是

注：该表是使用工具变量法估计得到的结果。天气变量包括温度、露点温度（代表相对湿度）、降水量和风速，固定效应包括城市固定效应和日期固定效应。括号里代表的是聚类在"省份—年月"层面的标准误。*** p<0.01，** p<0.05，* p<0.1。

三 稳健性检验

为了确保以上结果的可靠性，本章进行了一系列稳健性检验。表 2-6 第（1）列复制了表 2-2 Panel B 第（1）列的结果，后续各列在此基准设定上修改进行检验。

第一，如果患者发起在线问诊之后，医生没有接诊，那么患者有可能会重新向其他医生发起在线问诊，这种情况会被记录为两条不同的订单。为了避免这种重复的记录影响到文章结论，第（2）列剔除了同一名患者在同一天发起的重复问诊，只使用其当日首次问诊进行估计。可以看出，所得系数与基准设定基本一致，说明文章的结果具有科学性。

第二，考虑到好大夫在线平台有较大比例的服务是由北京、上海、广州三个城市的患者发起的，而这些地区的居民对空气污染的重视程度可能明显高于其他城市，因而有可能是少数城市导致了整体的效应。第（3）列剔除北上广的样本重新进行估计，发现所得系数与基准设定基本一致，说明空气污染对患者线上就医需求的效应不是由这三个超大城市导致的。

第三，为检验是不是一些地区性和季节性的偶然特征导致了本章发现的效应，表 2-6 的第（4）列和第（5）列分别加入了城市线性趋势和省份—年月固定效应，发现所得的系数与基准设定基本保持在相同的量级。

第四，为检验以 $PM_{2.5}$ 的浓度作为关键解释变量能否较好地反映空气污染的严重程度，第（6）列将自变量替换为空气质量指数（AQI）并重新进

表2-6 稳健性检验

样本和设定	基准设定	剔除当日重复问诊	剔除北上广样本	控制城市线性趋势	控制省份一年月固定效应	以AQI为自变量	控制PM_{10}	控制其他变量
被解释变量	(1)	(2)	(3)	(4)	(5)	(6)	(7)	(8)
				ln(在线问诊总量)				
$\ln(PM_{2.5})$	0.0228***	0.0234***	0.0229***	0.0165**	0.0201***		0.0266**	0.0291***
	(0.0072)	(0.0070)	(0.0074)	(0.0065)	(0.0063)		(0.0106)	(0.0065)
$\ln(AQI)$						0.0306***		
						(0.0096)		
一阶段KP-F值	83.33	83.33	81.13	88.50	131.70	79.71	14.83	116.29
样本量	173740	173740	171550	173740	173740	173740	173740	154030
控制变量	天气	天气	天气	天气	天气	天气	天气、PM_{10}	天气、人口和人均GDP
固定效应	日期+城市	日期+城市	日期+城市	日期+城市	日期+城市+"省份一年月"	日期+城市	日期+城市	日期+城市
城市趋势	否	否	否	是	否	否	否	否

注：该表是使用工具变量法估计得到的结果。天气变量包括温度、露点温度（代表相对湿度）、降水量和风速，固定效应包括城市固定效应和日期固定效应。括号里代表的是聚类在"省份一年月"层面的标准误。*** p<0.01，** p<0.05，* p<0.1。

行了估计，经换算之后所得系数[1]与基准结果在相近的数量级；第（7）列控制 PM_{10} 的浓度也得到了基本相同的结果。

第五，为检验一些地区的社会经济发展变化是否导致了本章发现的效应，第（8）列控制了 2018 年各城市人口、人均 GDP 与年月虚拟变量的交互项，所得结果也没有明显的变化。

另一个需要考虑的是，本章在构造工具变量时剔除了距离过近（半径150 公里以内）的城市，而选择不同的剔除半径可能会影响估计的结果。为此，本节选用不同的剔除半径（50 公里、100 公里、150 公里、200 公里、300 公里）分别构造工具变量并估计了空气污染的系数。如表 2-7 所示，剔除半径的取值并不影响估计系数的量级和显著性；从系数的量级稳健程度和工具变量相关性来看，选用 150 公里为剔除半径较为合适。

表 2-7　工具变量剔除不同半径内的上风向城市

被解释变量	（1）	（2）	（3）	（4）	（5）
	ln（在线问诊总量）				
ln（$PM_{2.5}$）	0.0209***	0.0213***	0.0228***	0.0246***	0.0291***
	（0.0060）	（0.0064）	（0.0072）	（0.0083）	（0.0109）
剔除半径（公里）	50	100	150	200	300
一阶段 KP-F 值	117.00	105.12	83.33	64.02	35.97
样本量	173740	173740	173740	173740	173740
天气变量	是	是	是	是	是
固定效应	是	是	是	是	是

注：该表是使用工具变量法估计得到的结果。天气变量包括温度、露点温度（代表相对湿度）、降水量和风速，固定效应包括城市固定效应和日期固定效应。括号里代表的是聚类在"省份—年月"层面的标准误。*** p<0.01，** p<0.05，* p<0.1。

---

[1]　当 $PM_{2.5}$ 为首要污染物时，AQI 与 $PM_{2.5}$ 浓度的换算公式为 $AQI = \dfrac{I_h - I_l}{C_h - C_l} \times (C - C_l) + I_l$，其中 C 为 $PM_{2.5}$ 浓度，C_l 和 C_h 分别为浓度所在区间的下界和上界，I_l 和 I_h 分别为浓度所在区间对应指数的下界和上界。

第五节　考察竞争性解释：供给变化、
收割效应和回避行为

在前文的分析中将空气污染导致在线问诊量的上升解释为空气污染增大了居民线上就医需求，但平台供给变化、收割效应（Harvesting Effect，又译为"收获效应"）以及回避行为（Avoidance Behavior）也可能导致本章所发现的效应。本节对以上几种可能的替代解释进行了一定的检验和探讨。

一　空气污染增大线上医疗服务供给

由于在线问诊量是由供给和需求共同决定的，如果空气污染增加了医生在平台上的时间投入、降低了在线问诊的服务价格，那么即便患者需求没有发生变动，其使用量也会出现增长。但是通过本节的探讨发现，线上供给变化不能解释空气污染对在线问诊量产生的影响，具体原因如下。

第一，好大夫在线是全国性平台，当医生增加线上服务供给时，全国各地的患者都能接触到这些新增的供给，不应该出现空气污染更重的个别地区在线问诊增多的情况。第二，即便患者在网络上偏好本地的医生，由于医生不会经常调整其在平台上提供服务的价格，而本章使用的是日度高频交易数据，因而在线问诊服务价格的变化也不能解释高频的服务量变化。表 2-8 显示了空气污染对在线问诊价格的影响，被解释变量分别为该城市当日所有服务的平均价格、图文问诊平均价格和电话咨询平均价格的自然对数。可以看出，当空气污染变严重时，在线问诊的价格并没有显著的下降。

表 2-8　空气污染对在线问诊价格的影响

被解释变量	(1)	(2)	(3)
	$\ln$(总平均价格)	$\ln$(图文问诊价格)	$\ln$(电话咨询价格)
$\ln(PM_{2.5})$	−0.0038	−0.0065	−0.0126
	(0.0063)	(0.0068)	(0.0083)

被解释变量	（1）	（2）	（3）
	ln（总平均价格）	ln（图文问诊价格）	ln（电话咨询价格）
一阶段 KP-F 值	83.33	83.33	83.33
样本量	173740	173740	173740
天气变量	是	是	是
固定效应	是	是	是

注：该表是使用工具变量法估计得到的结果。天气变量包括温度、露点温度（代表相对湿度）、降水量和风速，固定效应包括城市固定效应和日期固定效应。括号里代表的是聚类在"省份—年月"层面的标准误。*** $p<0.01$，** $p<0.05$，* $p<0.1$。

第三，如表 2-9 所示，从医生注册数量来看，不论是呼吸科、心血管内科、精神心理科和儿科等与空气污染密切相关的科室，还是肿瘤科和妇产科等关联较弱的科室，空气污染都没有显著地增加新注册医生人数（线上服务供给的广延边际，Extensive Margin）。

因此，线上医疗服务供给变化不能解释本章所发现的效应，空气污染对在线问诊量的影响应该主要归于需求方的变化。

表 2-9 医生注册数量

被解释变量	呼吸科	心血管内科	精神心理科	儿科	肿瘤科	妇产科
	（1）	（2）	（3）	（4）	（5）	（6）
	ln（新注册医生人数）					
ln（$PM_{2.5}$）	0.0010	-0.0007	-0.0005	-0.0006	0.0007	0.0024
	（0.0007）	（0.0019）	（0.0007）	（0.0012）	（0.0010）	（0.0015）
一阶段 KP-F 值	80.59	80.59	80.59	80.59	80.59	80.59
样本量	167900	167900	167900	167900	167900	167900
天气变量	是	是	是	是	是	是
固定效应	是	是	是	是	是	是

注：该表是使用工具变量法估计得到的结果。天气变量包括温度、露点温度（代表相对湿度）、降水量和风速，固定效应包括城市固定效应和日期固定效应。括号里代表的是聚类在"省份—年月"层面的标准误。*** $p<0.01$，** $p<0.05$，* $p<0.1$。

二 空气污染是否导致收割效应

收割效应是指空气污染不是增大了发病率和死亡率，而是导致患者提前发病或死亡。在本章的设定下，一个需要关注的问题是更严重的空气污染并没有增大患者的线上就医需求，而只是将未来几天本就会发生的在线问诊提前到了空气污染较严重的当天。

本节借鉴 Deryugina et al.（2019）的设定对这种解释进行了检验。其隐含的逻辑为，如果本章所发现的效应完全来自收割效应，那么当期在线问诊量的增加必然伴随未来某期在线问诊量的减少，两者完全抵消；当时间窗口长度足以覆盖增减之间的间隔时，根据该时间窗口计算出来的被解释变量将与空气污染程度无关，在回归分析中将表现为系数逐渐变小，直至不显著。

图 2-4 显示的是按照不同时间窗口长度（当天、3 天、5 天、7 天、10天、14 天、17 天、21 天和 28 天）来计算在线问诊量得到的估计结果。假如时间窗口长度为 3 天，则被解释变量为当天与后续 2 天在线问诊量的总和；与基准设定相比，回归需要额外控制后续 2 天的天气变量，而总工具变

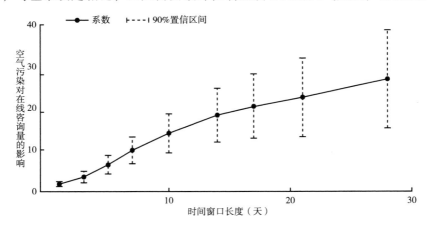

图 2-4 不同时间窗口下空气污染对线上就医需求的影响

说明：该图是使用工具变量法分科室进行回归估计得到的结果。被解释变量分别是一个城市当天、3 天、5 天、7 天、10 天、14 天、17 天、21 天和 28 天在线问诊总量。回归控制了温度、露点温度（代表相对湿度）、降水量和风速等天气变量，以及城市固定效应和日期固定效应。标准误聚类在"省份—年月"层面。

量也加入了后续 2 天的工具变量；其他时间窗口长度同理。为了避免关键自变量的自相关影响到估计结果，回归中还增加了此前 2 天的工具变量。可以看出，随着时间窗口长度的增加，空气污染对在线问诊量的累积效应并没有回落，反而呈现略微上升的趋势。这表明空气污染增大了患者线上就医需求，而且可能存在一定的滞后效应。

三 线上就医是否为一种回避行为

由于空气污染会导致居民采取减少出门、购买口罩等回避行为，一种可能的解释是，居民面对空气污染时将线上就医作为一种避免外出（减少暴露在空气污染中的时间）的回避行为。在此情形下，本章所发现的效应可能并非来自空气污染对患者健康造成的直接不利影响，而是来自患者为避免健康恶化所采取的事前防范措施。

如果患者将线上就医作为一种回避行为，那么空气污染对在线问诊量的影响将由如下两部分构成：（1）空气污染影响到居民健康，从而直接影响到线上就医需求，（2）空气污染影响到线下就医成本（例如，暴露在污染中的风险），从而间接影响到线上就医需求。在与空气污染相关性较强的科室，两部分效应同时存在，而在与空气污染相关性较弱的科室，只存在第二部分效应。前文关于科室异质性的探讨表明，空气污染只增大了与污染相关科室的线上就医需求，而没有显著增大其他科室的需求，这意味着第二部分效应的量级可能并不大。

同时，与空气污染相关性较弱的科室，如果空气污染影响了线下就医成本，则这些科室线下就诊量应当会有所下降。表 2-10 展示了空气污染对线下就诊服务量的影响。第（1）列为通过好大夫在线平台预约线下门诊①的服务

① 该项服务较为特殊，医生会根据患者病情与自身专业方向的匹配程度挑选病人，因而有大量患者被拒绝后又向其他医生再次申请预约；在本章的设定下容易造成重复计算，干扰估计结果。考虑到被拒绝的预约超过了总预约数量的 60%，此处将样本限制为医生选择接诊的订单。如果空气污染造成医生在医院的工作更繁忙或者效率降低，则使用这些样本可能低估患者线下就医的需求。

量，后续两列分别为空气污染相关科室和其他科室的预约线下门诊服务量。可以看出，空气污染增大了相关科室的线下就诊服务量，而对其他科室的线下服务量没有产生显著的影响。这一结果表明，空气污染会导致患者因为相关疾病而前往医院就诊，但不会显著地减少患者因为其他类型疾病前往医院就诊的概率。

因此，没有证据表明居民将线上就医作为一种回避行为。总体而言，空气污染对居民线上就医需求的影响应当主要来自健康受损之后的补救行为。

表 2-10　预约线下就诊服务量

被解释变量	所有科室	污染相关科室	其他科室
	（1）	（2）	（3）
	ln（预约线下就诊服务量）		
ln（$PM_{2.5}$）	−0.0155	0.0306**	−0.0198
	（0.0155）	（0.0146）	（0.0167）
一阶段 KP-F 值	33320	33320	33320
样本量	29.21	29.21	29.21
天气变量	是	是	是
固定效应	是	是	是

注：该表是使用工具变量法估计得到的结果。由于线下预约挂号服务在 2019 年 8 月中旬进行业务调整，作者只获取了调整后的门诊预约订单数据。样本期间为 2019 年 8～12 月。天气变量包括温度、露点温度（代表相对湿度）、降水量和风速，固定效应包括城市固定效应和日期固定效应。括号里代表的是聚类在"省份—年月"层面的标准误。*** p<0.01，** p<0.05，* p<0.1。

第六节　线上就医与个体其他行为的弹性对比

Graff Zivin and Neidell （2013）、Deschênes et al. （2017）等一系列文献重点关注了个体面对空气污染时如何调整行为，指出人们既可能在事前采取回避行为进行防范，减少暴露在空气中的时间，又可能在感到不适之后采取补救行为。

　　表 2-11 汇总基于中国数据的重点文献，报告了不同类型行为对于空气污染的弹性（当空气污染程度增加 1%时，个体该项行为变化的百分比）。可以看出，人们更倾向于采取低成本的回避行为，在事前做好防范。同时，本章估计的弹性大于医院就医和购买药品，而小于请假缺课、减少外出就餐和购买口罩，这表明线上就医对居民而言可能是一种介于线下就医和事前防范之间的行为。

表 2-11　基于中国数据的居民行为变化弹性对比

文献	被解释变量	弹性
Barwick et al.（2018）	就医量和购药次数 其中:医院就医量 其中:购买药品次数	0.0115 0.0130 0.0107
本章的结果	在线问诊量	0.0228
Chen et al.（2018）	学生请假缺课	0.0446
Sun et al.（2019）	减少餐厅就餐	0.0923
Zhang and Mu（2018）	口罩指数	0.2205

　　注：相关弹性由作者基于相关文献主要结果换算所得，其定义为当空气污染程度增加 1%，被解释变量变化的百分比。

　　从居民的行为变化中，可以推算出居民为治理空气污染的支付意愿（Willingness-to-pay，WTP）。Deschênes et al.（2017）指出，居民对治理空气污染的支付意愿由三个主要部分构成：空气污染带来的生病的就医成本（补救行为的成本）、为避免暴露在污染中付出的成本（回避行为的成本）、因空气污染造成的健康人力资本损失。研究空气污染对居民行为产生影响的文献从不同方向计算了居民对治理空气污染的支付意愿。Barwick et al.（2018）从医疗费用的角度测算出中国每个家户为降低 $10\mu g/m^3$ 的 $PM_{2.5}$ 愿意支付 74 元，Ito and Zhang（2020）从购置空气净化器测算出每个家户为降低 $1\mu g/m^3$ 的 $PM_{2.5}$ 愿意支付 1.34 美元（约 8.5 元），Zhang and Mu（2018）从购买口罩测算出如果减少 10%的重污染天气，全社会愿意支付 11.5 亿元。本章计算发现，由线上就医体现出的支付意愿较低，主要原因是线上就医的覆盖人群较为有限；随着互联网医疗市场的发展，更多居民选择线上就医，其在不同行为之间的资源配置可能也会随之发生变化，居民支付意愿的构成将逐渐转变。

第七节　本章结论和讨论

本章利用来自好大夫在线的详细交易订单数据和日度空气污染数据，使用随机的风向和风速构造工具变量，分析了空气污染对患者线上就医需求的影响。本章发现，当一个城市的 $PM_{2.5}$ 浓度增加 1% 时，则该城市当日在线问诊总量增加 0.0228%；这种效应只出现在呼吸科、心血管内科、精神心理科和儿科等直接受到空气污染影响的科室，而未出现在其他不直接受空气污染影响的科室。面对空气污染，社会经济发展水平更高、线下医疗资源更丰富地区居民的线上就医量增加得更多；在不同气候下，居民线上就医量的变化也可能会有所不同。

本章重点讨论并排除了三种可能的替代解释，包括：（1）当日空气污染增大线上服务供给，从而影响线上就医量；（2）当日空气污染造成患者提前就医，将未来的线上就医量转移到当日，即收割效应；（3）患者只是为了避免外出，而将线下就医需求转移到线上，单纯将线上就医作为一种回避行为。基于这些讨论，本章发现空气污染会增大患者线上就医的需求，并且这种需求较大可能来自患者对健康本身的需求：当空气污染加重、患者暴露在空气污染中之后，患者选择线上就医以获得健康信息、医疗建议甚至用药指导，从而减少空气污染对健康的损害。将线上就医对空气污染的弹性与居民其他行为相对比，发现线上就医的弹性介于线下医院医疗服务与其他防范行为之间，这意味着患者可能将线上就医作为与线下问诊、购买口罩等行为相似的一种减弱空气污染影响的手段，并基于成本收益等因素在多种手段中分配预算。

本章的分析为理解互联网医疗服务的定位和价值提供了新的视角。互联网医疗由于受到诊治手段和服务形式等多方面的制约，可能难以完整替代线下医院的医疗服务。但与此同时，互联网医疗可以作为一种补充性的服务，在患者面临健康冲击时丰富其选择：当患者因为空气污染、流感等因素出现身体不适时，如果患者通过互联网进行问诊，不仅使患者以较低成本获得医疗服务，也有助于减少重污染天气带来的风险、降低流感季节医院的拥挤程度。因此，有必要通过发展互联网医疗、鼓励线下医院与互联网医疗平台合作等多种政策手段，促进互联网医疗服务与线下医院医疗服务的有机结合，进而提升医疗服务的效率。

值得注意的是，在促进互联网医疗发展的同时，必须关注其对医疗体系公平性产生的影响。正如社会经济因素会影响到患者线下就医需求，进而造成健康的不平等（Giaccherini et al.，2021），患者面对空气污染等冲击时线上就医需求也会受到社会经济因素的影响。本章的分析表明，社会经济发展水平越高的地区，面对空气污染时线上就医量增加得也越多；如果长期缺少政策引导和干预，地区之间医疗服务的不平等，甚至健康的不平等都可能会扩大。因此，有必要重视互联网医疗服务在提升效率时产生的分配效应，引导线上和线下医疗资源向欠发达地区倾斜，让全国不同地区的居民都能从技术创新和体系变革中获益。

当然，本书也有一定的局限性。第一，本书没有材料直接证明空气污染影响到居民健康，从而影响到患者线上就医需求。本文基于前人文献的研究发现，结合健康需求模型的理论分析，在排除供方因素、收割效应和回避行为等可能的解释之后，将患者线上就医需求的变化归因于其健康受到了冲击。后续研究可以对用户的健康状况进行调查，建立健康冲击与线上就医需求的直接联系。第二，好大夫在线的在线问诊服务只是线上医疗服务的一种形式，不一定能代表所有在线医疗服务。其他类型的线上医疗服务目前仍在发展，后续研究可以对不同服务形式进行研究。第三，由于设备计算能力的限制，本文没有基于患者选择理论建立理论模型并进行结构化估计，因而无法估计线上就医给患者带来的福利。后续研究可以从"线上—线下"替代、"本地—外地"替代、"医生—患者"匹配等多种视角分析线上就医的福利效应。

第三章
互联网医疗需求是否受到地理距离约束？

第一节 从交易成本看地理距离与互联网医疗需求

互联网的普及和发展使得跨地区的交易愈发普遍，对生产和消费方式产生了多维度的影响。近些年，针对国际贸易和社交网络领域的一系列研究探索了互联网和其他数字科技在改变经济行为的地理分布方面所起到的作用（Fan et al.，2018；Hortaçsu et al.，2009；Lendle et al.，2016；Lieber and Syverson，2012）。

互联网在医疗健康领域的应用，及其在提升医疗服务可及性方面的潜力备受关注。在中低收入国家，地理距离增加居民就医的耗时和费用，因而给医疗服务（尤其是专科高质量服务）的可及性带来了明显的阻碍。随着信息技术的发展，人们开始期待通过远程医疗削减地理距离远对可及性产生的负面影响（Dorsey and Topol，2016；Kvedar et al.，2014）。但是截至目前，很少有研究讨论患者在互联网医疗平台线上就医时对供方的选择及其影响因素，也少有文章研究线上就医的空间分布特征和相关成因。

从理论上看，患者线上就医时是否受到距离效应和本地偏好的影响，并没有定论。一方面，从互联网降低交易成本的角度来看，互联网医疗平台可以帮助患者突破地理距离远的约束，不再需要因为交通成本高和耗时长而就近选择医生；但另一方面，如果互联网不能消除与距离相关的交易成本，患者线上就医的需求可能仍会受到地理距离的影响。例如，患者在线上就医时可能会发现自己需要到线下医院找同一个医生就诊，如果患者在事前能预见到这种可能性，其在线上择医时就会把线下就医的交通成本纳入考虑，因而在线上就医时也体现出距离效应和本地偏好。又如，患者对近距离的医生掌握一些本地信息，而互联网上远方医生的信息并不充分，出于对信息成本的考虑，患者可能倾向于选择近距离的医生。

在现实中，患者在互联网医疗平台上的就医需求是否受到地理距离的影响？患者线上就医时的距离效应与线下就医的距离效应有何差异？本章将通过实证分析解答这些问题。本调研使用好大夫在线平台在2016年1月至2018年6月期间约138万条在线电话咨询的详细订单作为参考数据。在好大夫平台上，医生直接向患者提供图文问诊、电话咨询等在线问诊服务，也有医生提供线下医院的预约挂号服务。在平台上，医生自主决定在线问诊服务的价格。本章所使用样本患者完全自费，他们不会从社会医疗保险和商业医疗保险获得报销，因此，这一平台上的交易相对更能体现患者自身需求，让本文较少受到外部因素的约束和干扰，可以较好地研究距离对患者线上就医选择产生的影响。

本书借鉴研究电子商务（例如，Hortaçsu et al.，2009；Lendle et al.，2016）和患者流向（例如，Fabbri and Robone，2010）的文献普遍采用的实证方法，使用引力模型（Gravity Model）进行回归分析。在基准回归部分，本文把交易数加总到"医生—患者"省份组合层面，研究省份之间的在线问诊量是否受到两者之间距离的影响。为进行稳健性检验，本文在后文也将数据加总到了"医患省份—年份"层面和城市层面。

本书的主要发现是距离与在线问诊量呈负相关，而这种相关性的量级略小于距离对线下就医选择的影响：当医生和患者之间的地理距离增加1倍，在线问诊量可能会下降35%~50%（具体数值取决于模型设定和度量方式）。这一发现表明，即便是线上就医时，患者仍然倾向于选择距离他们更近的医生。同时，本文也发现了较强的本地偏好（Home Bias），即患者偏好位于同市、同省、同区域的医生。以上分析结论使用泊松伪极大似然

（Poisson Pseudo-Maximum Likelihood，PPML）重新估计，得到的结果与基准设定相似；换用其他设定、在城市层面进行分析，得到的结果都是相似的，说明本研究所估计的结果较为稳健。

本章分析了造成距离效应的几个潜在渠道。第一，考虑到本章的样本中有 10.5% 的患者在线上就医之前已经在线下向同一个医生问诊过，本章在后续回归方程中剔除这些样本，以避免因这部分样本的特殊规律而错误得出"存在距离效应"的结论。使用调整后的样本重新估计系数发现，距离效应比基准样本减弱 10% 左右，而同省份和同区域虚拟变量的系数也有微弱地下降，这表明之前的线下就诊可能对患者线上就医选择有一定的影响，部分带来了本文所观测到的距离效应。

第二，线上就医和线下面诊并不总是替代关系。对于需要后续线下诊治的患者来说，线上和线下医疗服务可能是互补关系。因此，患者可能在线上选择医生时已经预期到后续需要当面就诊，因而选择了距离更近的医生发起在线问诊。为了检验这个假说，本章检验了不同科室的患者在线上就医时，距离对其就医选择产生的影响有何差异：在外科等更可能需要线下面诊的科室，距离效应较强；在皮肤科和精神心理科等较为适合远程医疗的科室，距离效应较弱。此外，本章从不同维度控制了交通成本，发现线下跨省份交通耗时对于外科和儿科患者线上就医选择的影响最大，而对皮肤科和精神心理科患者的影响较小。以上结果表明，患者有"线上转线下"的潜在需要，而这种需要可能是患者线上就医选择的重要影响因素。

第三，本章检验了与距离相关的交付成本（Delivery Cost）是否导致了距离效应。一方面，在好大夫线上平台，医生和患者通过虚拟电话（VoIP）的方式进行沟通，相关通话成本由平台承担，理论上不会导致距离效应。但另一方面，患者可能并不了解这一事实，在线上选择医生时依然考虑了长途话费隐含的额外成本。本章使用 2017 年 9 月中国三大运营商全部取消长途话费的政策变化来检验这一猜测：本章分年度进行引力模型估计，发现使用 2016~2018 年三年样本所估计的距离效应几乎没有变化，表明长途电话费并不能解释本文所观测到的距离效应。

第四，本章检验了医生的声誉是否会影响到距离效应和区域偏好。本文对"年度好大夫"医生样本和非"年度好大夫"医生的可比样本分别进行回归，发现对于非"年度好大夫"医生，患者本地偏好效应会更强。这意味着信息摩擦（Information Friction）可能是距离效应和本地偏好的一个潜在机制。

本章的研究对三类文献有一定贡献。第一，本研究为患者线上就医选择提供了实证证据。新冠疫情期间，远程医疗在国内外获得快速发展并起到了重要作用，因此在疫情之后，远程医疗可能成为一种常见的医疗服务提供模式，本文的研究具有一定的时效性和前瞻性。此前的文献主要研究了患者在线下医疗机构就医时的选择原则，发现患者会在质量、价格和距离之间权衡取舍（Acton，1975；Aoun et al.，2015；Avdic et al.，2019；Baker et al.，2016；Beckert，2018；Beckert et al.，2012；Doyle et al.，2015；Gutacker et al.，2016；Jiang et al.，2020；McClellan et al.，1994；Nemet and Bailey，2000）；而本文将这样的研究拓展到了线上就医领域。第二，本文也丰富了关于互联网如何改变经济行为地理分布特征的讨论。此前的研究发现，即便互联网已经减少了信息摩擦和交易成本，地理距离在人们的线上行为中仍然是一个重要的因素（Cairncross，1997；Fan et al.，2018；Hortaçsu et al.，2009；Lendle et al.，2016；Lieber and Syverson，2012），本文则是从医疗服务领域提供了新的证据。第三，本文的研究与远程医疗对医疗服务体系潜在影响的文献也密切相关。此前发现远程医疗在不同科室的成本效益具有差异（Dorsey and Topol，2016；Shigekawa et al.，2018），本文的结果与之一致，而且进一步表明，成本效益的差异可能会造成远程医疗提升医疗服务可及性的能力在不同科室也会有所不同。

第二节　距离效应的经济学研究概览

一　地理距离和居民就医需求

一系列国际文献研究了地理距离和其他因素对居民就医和健康产生的

影响。Acton（1975）基于问卷调查，研究了非货币因素对患者就医需求的影响，发现在患者自付医疗服务价格逐渐降低的背景下，地理距离等非货币因素会起到类似于价格的作用，从而影响到患者的选择。不过，Nemet and Bailey（2000）基于对美国佛蒙特州农村老人的问卷调查，指出居民到医院的距离可能与居民自身和所在社区的某些特征混在一起，因而需要更丰富的数据和更精细的方法来研究距离和医疗服务使用的关联。Beckert et al.（2012）使用英国髋关节置换手术病人的数据进行分析，发现地理距离和医疗服务质量会影响患者对该医院的需求：当医院和患者之间的距离每增大 6 公里，则患者对该医院服务的需求下降 43.8%；该医院死亡率每增加 5 个百分点，则患者对其需求下降 6.9%；医疗服务质量评分每提升 1 个单位，患者对其需求增加 15.4%；就医等待时间每增加 2 周，患者对其需求下降 7.3%；全科医生转诊率每增加 4 个百分点，患者对其需求增加 8.6%。

　　国内的学者使用不同省份的数据，进行了相关分析。邢海燕等（2002）使用浙江省卫生服务调查涉及的 6000 户家庭数据进行分析，发现医疗机构与居民距离在 1 公里以内时，居民倾向于找医生就医；距离大于 3 公里时，居民倾向于自我治疗。钱东福（2008）使用甘肃省的家庭入户调查资料、国家卫生服务调查资料等，分析了患者个人特征、地理距离、医疗服务价格等因素对患者就医选择的影响，发现距离对患者就医的选择存在非线性影响，当患者与医疗机构的距离在 3~10 公里时，有 28% 的农村患者会不考虑距离障碍。汤哲等（2004）对北京不同地区 2487 名 60 岁以上老人的医疗服务需求进行了调查，发现老人就医时倾向于选择距离近的医疗机构，交通不便将会导致老年人就医困难。郭文芹等（2010）对常州、南通和淮安的农村居民进行问卷调查，发现农村慢性病患者的就医行为可能受到自评健康、居住地到医疗机构的距离、医保报销待遇以及收入水平的影响。王俊等（2008）基于中国东北、中部和西部地区 4720 个家户的问卷调查分析，发现各种因素对患者就医需求的影响存在城乡异质性。对于城市居民而言，当家庭住址与社区卫生服务中心之间的距离每增加 10%，则其对上级医院的需求增加 9%，放弃就医的概率增大 11%；对于农村居民而言，乡镇卫生院与其家庭住址之间的距离会影响到其选择其他机构或者放弃就医的概率，而其他多种类型的医疗机构与其家庭住址之间的距离对其就医选择影响不大。姚兆余和朱慧劼（2014）使用江苏省 2010~2011 年"农村就医行为与农村医疗服务体系建设"的调查数据，对农村居民门诊就医和住院就医的影响因素进行了分析，发现居民住址到医疗机构的距离与医生个人、设备质量、收费水平共同影响到居民对医疗机构的选择。

一些研究从患者愿意为质量付出的距离切入，分析了不同因素对患者就医需求的影响。Gutacker et al.（2016）使用英国髋关节置换手术病人的数据进行分析发现，供方质量每提升 1 个标准差，患者对该医院的需求最多可增加 10%；相对健康的患者可能走更远的距离就医。Avdic et al.（2019）使用德国全国层面的患者调查数据，研究了患者在医疗服务质量与地理距离之前的权衡，发现供方的医疗服务质量每提升 1 个标准差，患者愿意额外付出 0.1~2.7 公里的距离前来就医。詹佳佳和傅虹桥（2022）使用广州市髋关节、膝关节置换手术患者的数据，估计了患者为医院声誉而愿意付出的距离，发现医院声誉和地理距离都会影响到患者对该医疗机构的需求：为前往榜上有名的医院，患者愿意额外付出 5.54~6.98 公里的距离前来就医。

从结果来看，距离对居民就医产生的影响，可能最终体现在居民健康状况上。Aoun et al.（2015）基于卢旺达人口健康调查数据进行分析，发现儿童住所到最近医疗机构的距离越远，儿童身高越低（患发育障碍短小症概率越高）。

二　个体在线行为中的距离效应

随着互联网技术的发展，学者们开始关心在互联网上网购等地理距离是否继续产生影响。Cairncross（1997）提出了"距离之死"（The Death of Distance），认为互联网通信技术会改变生产方式，帮助人们克服地理距离远的束缚。一系列研究从实证上对这一假说进行了检验。Hortaçsu et al.（2009）分析

eBay 和 MercadoLibre 两个在线交易网站的数据，发现供需双方之间的地理距离依然会影响到在线交易量，而且呈现很强的本地偏好；不过，这两个在线交易网站所呈现的距离效应比线下交易的距离效应更弱。该文发现商品本身的本地属性、双方文化因素和违约后的执法成本低可能导致了本地偏好。Blum and Goldfarb（2006）则使用 2654 个美国家庭的网站浏览数据进行分析，发现地理距离甚至会影响到居民对通过互联网提供的虚拟商品的需求，而且这种效应主要体现在对与当地"口味"（taste）相关的音乐、游戏等虚拟商品的线上需求：地理距离每增加 1%，居民对这些网站的浏览量下降 3.25%。不过，对于软件下载等与当地"口味"无关的网站，地理距离不再产生影响。Lendle et al.（2016）使用 eBay 在线交易数据和国际贸易流向数据进行分析，发现 eBay 上的距离效应比国际贸易的距离效应减弱了 65%。一方面，在产品差异更大、贸易双方语言不同、出口方所在国家腐败更严重、进口方所在国家风险厌恶更强时，距离效应会更大；另一方面，eBay 对出口方的评分机制削弱了距离效应。据此，该文认为搜寻成本的下降导致了距离效应的下降。Fan et al.（2018）基于淘宝和中国区域投入产出表的数据进行分析，发现在线交易中的距离效应相比线下交易有明显的下降，而且小城市和偏远地区城市居民网购的支出占收入比例更大。文章发现，网购虽然部分挤出了线下交易，但总体而言增大了交易量。全国从网购中获得的福利平均提升 1.6%，小城市居民提升的福利比全国平均大 30%。

总体而言，现有文献运用了离散选择模型、引力模型等估计方法，研究了地理距离对线下就医选择、线上商品交易的影响。本章将借鉴相关研究的方法和理论，对患者线上就医时的距离效应和区域偏好进行分析。

第三节　平台数据与引力模型

一　好大夫在线数据

本研究采用了好大夫在线的内部交易订单数据。好大夫在线建立于

2006 年，是中国最大的第三方互联网医疗平台之一；截至 2018 年，已有约 20 万公立医院医生在此平台注册，其中 96% 是来自三级医院的专科医生[1]。这些医生提供的服务包括在线图文咨询、电话咨询和线上预约挂号，相关服务在附录 A 中有详细介绍。因为中国的基层医疗较为薄弱，患者倾向于在三级医院就诊，因而以好大夫在线为代表的第三方互联网医疗平台有着较大的用户群体（Yip et al.，2019）[2]。

　　好大夫在线平台较为理想地模拟了体现患者选择的医疗服务市场。医生可以自主为在线服务设定价格，并在同一个平台上竞争全国各地的在线患者。在 2020 年，图文问诊和电话咨询的平均价格分别是 89.7 元和 109.7 元；这些价格高于三甲医院的挂号收费标准。同时，每个在平台上注册的医生都会开设个人主页，用于展示其服务定价、个人背景信息、医院信息、专业职称、所在科室和其他相关信息（例如热度评分、患者评价等）。患者可以浏览每个医生的个人主页，挑选合适的医生并发起咨询服务，此过程不会受到报销、转诊等相关政策的约束。直到 2019 年底，中国的社会医疗保险和商业医疗保险都几乎没有覆盖互联网医疗服务，所以在本文研究的时间段内，患者的线上就医服务支付方式主要是自费。

　　更重要的是，在本文所使用数据对应的时间段内，好大夫在线平台不会基于患者的所在位置和其他个人信息向其定向推送医生。患者主要通过三种方式自主选择医生。第一，患者可以根据医院进行选择，并在所选医院的相应科室中找到合适的医生发起在线问诊。第二，患者可以直接按科室进行搜索，平台再根据相应科室展示医生相关信息供患者选择。第三，患者可以按疾病名进行搜索，平台按照相关性和专业能力依次展示医生主页。不论患者使用的是哪种搜索方式，平台展示医生的排序完全基于医生的评分

---

[1]　近十年来，国内产生了一系列第三方互联网医疗平台，例如，好大夫在线、微医（挂号网）、寻医问药网、丁香医生等；这些平台提供多种形式的在线医疗服务，包括在线医患交流、医生在线评价和在线预约挂号等。

[2]　公立医院在中国的医疗服务体系中扮演着重要的角色，而好大夫在线有大量来自三级医院的专科医生提供在线服务，因此这一平台在为疑难和重症患者提供在线服务方面有着较好的口碑。例如，2018 年好大夫在线服务了大约 45000 名肺癌患者。

和专业背景信息，而与患者的所在位置无关。在不同的城市打开平台网页进行同样的搜索，可以验证这一特征：作者在北京、上海、重庆甚至美国费城打开好大夫在线网站，其展示的网页是完全一致的；使用同一种搜索方式，会获得同样的网页和同样的医生排序。详情请见附录 B。这一重要特征让本文可以更好地研究距离效应，而不受到平台其他潜在因素的干扰。

本章使用的是付费电话咨询的订单数据。因为好大夫在线平台有时会自动将发起免费图文问诊的患者与医生匹配起来，这一部分交易不能体现患者的自主选择，因而本文排除了图文问诊的交易数据。同时该平台在2018 年 6 月之后逐渐开始提供基于患者位置的定向推荐，为了避免平台的推荐干扰到本章的分析，本章使用的样本是 2016 年 1 月至 2018 年 6 月的在线电话咨询信息，样本量约 138 万个；这些电话咨询涉及约 45000 名医生，超过 40 个科室（覆盖了 95% 以上的线下科室）。每一条电话咨询都记录了医生和患者在省、市一级的位置信息①，因此本文可以测算医生、患者之间的距离及相关特征。此外，该数据集也提供了详尽的医生信息（包括医院名称、科室、医生专业背景、职称和患者评分等）与患者信息（包括年龄、性别、疾病类型等）；相关描述性统计见表 3-1。

表 3-1　描述性统计

单位：个

变量	均值	标准差	样本量
患者性别（男性 = 1）	0.47	0.50	1369148
患者年龄（岁）	30.03	20.21	1369148
患者所在区域（东部 = 1）	0.58	0.49	1369148
医生性别（男性 = 1）	0.64	0.48	1369148
医生年龄（岁）	46.41	6.75	1328891
医生职称（高级 = 1）	0.78	0.42	1369148
医院等级（三级 = 1）	0.96	0.21	1369148

---

① 医生的地理位置基于所在医院的地理位置。患者地理位置来自发起问诊时所用设备的 GPS 定位；如果 GPS 定位不准，患者可以手动修改位置信息。

续表

变量	均值	标准差	样本量
服务价格(元)	82.94	110.72	1369148
医患之间地理距离(公里)	510.73	513.08	1369148
同省份虚拟变量	0.47	0.50	1369148
同区域虚拟变量	0.21	0.41	1369148
铁路通行耗时(小时)	3.43	5.74	1369148

　　注：本表汇报的是本章所涉及变量的描述统计。医生职称虚拟变量在医生职称为主任医师或副主任医师时取值为1，否则为0；医院等级虚拟变量在医院为三级时取值为1，否则为0。当医患位于不同省份时，其地理距离为两省份省会（首府）之间的地球球面距离；当医患位于同一省份，则地理距离为省内人口最多的两大城市根据人口数加权得到的距离。同省份虚拟变量在医患位于同一省份时取值为1，否则为0。同区域虚拟变量在医患位于同一区域且不在同一省份时取值为1，否则为0；本文根据行政区划代码，将全国31个省级单位划分为华北、东北、华东、中南、西南、西北六个区域。铁路通行耗时测量的是医生和患者所在省份的省会之间最短铁路通行耗时。

　　表3-2呈现的是各省区市医生在线提供电话咨询的服务量，可以看出北京、上海、广东医生所提供的服务在本文的样本中占47.6%。表3-2也呈现了在线电话咨询的医生和患者在同一省份和同一区域的比例，可以看出对于绝大多数省份的医生，其提供的服务超过一半给了同省或同区域的患者①。北京和上海作为中国最大的医疗中心是两个例外，当地医生在线上服务的大多是外地患者。

表3-2　在线电话咨询服务量的地区分布

医生所在省份	服务量	同省占比(%)	同区域量占比(%)
区域:华北			
北京	340504	23.10	45.52
天津	37574	47.37	69.02
河北	19854	61.09	70.61

---

① 本文根据行政区划代码，将全国31个省级单位划分为华北（北京、天津、河北、山西、内蒙古）、东北（黑龙江、吉林、辽宁）、华东（上海、江苏、浙江、安徽、福建、江西、山东）、华中与华南（河南、湖北、湖南、广东、广西、海南）、西南（四川、重庆、云南、贵州、西藏）、西北（陕西、甘肃、青海、宁夏、新疆）六个区域。总的来说，同一个区域的居民相比于跨区域的居民，更可能具有相似的文化背景和相近的社交联系。

续表

医生所在省份	服务量	同省占比（%）	同区域量占比（%）
山西	13990	78.47	83.07
内蒙古	2850	74.81	82.07
区域：东北			
辽宁	24339	66.81	72.75
吉林	7731	69.98	74.38
黑龙江	15599	62.73	66.13
区域：华东			
上海	223870	22.37	75.27
江苏	90530	54.03	79.24
浙江	72910	72.19	83.49
安徽	44675	51.18	67.77
福建	24784	67.27	78.39
江西	17593	72.88	83.37
山东	86564	74.38	81.47
区域：华中与华南			
河南	45986	68.26	73.36
湖北	39048	68.54	78.75
湖南	32022	67.19	74.90
广东	90924	62.78	72.59
广西	4717	70.49	78.10
海南	1693	74.37	84.47
区域：西南			
重庆	24559	50.28	82.46
四川	36218	72.08	80.60
贵州	3854	90.01	91.90
云南	10947	83.58	92.50
西藏	2	0.00	0.00
区域：西北			
陕西	48829	50.39	64.09

医生所在省份	服务量	同省占比（%）	同区域量占比（%）
甘肃	7106	84.22	89.36
青海	146	74.66	78.08
宁夏	4864	68.71	75.43
新疆	2048	80.91	83.84

注：本表数据不含港澳台的患者发起的在线电话咨询。同省占比是指该省份的医生提供的所有在线电话咨询服务当中，有多大比例给了位于同一省份的患者。同区域占比是指该省份的医生提供的所有在线电话咨询服务当中，有多大比例给了位于同一行政区域的患者。本文根据行政区划代码，将全国 31 个省级单位划分为华北、东北、华东、中南、西南、西北六个区域。

二　实证策略

本文没有使用患者选择的传统方法，而是采用了引力模型进行分析。在本研究的设定中，当一个患者在好大夫在线平台上选择医生时，其理论上的选择集是在平台上注册的所有医生；这一超大选择集（对约 20 万名医生进行 138 万次选择）所带来的运算负担超出了可选设备的算力，因而本研究无法按照线下患者选择医生的传统分析方法使用条件 Logit 和混合 Logit 模型来进行分析（Amano et al.，2019）。这种困难在测算线上市场的患者需求时普遍存在。因此，本文借鉴互联网贸易（特别是关于 eBay 和阿里巴巴在线购物）和国际贸易的文献（Fan et al.，2018；Hortaçsu et al.，2009；Lendle et al.，2016；Lieber and Syverson，2012），并结合患者流向的研究（Fabbri and Robone，2010；Fattore et al.，2014；Levaggi and Zanola，2004），使用引力模型来进行研究。在附录 C 中，本文提供了一个从传统患者选择模型推导出引力模型的启示性证明框架，以佐证本研究具有微观经济学的理论基础。

引力模型的思想源自牛顿的万有引力定律，它自 1962 年起成为国际经济学文献中最常用的实证模型，主要用于分析双边贸易、跨国移民流向和外国直接投资的影响因素（Anderson，2011；Bergstrand and Egger，2013）。引力模型的核心假设为，两国之间的双边贸易、要素流动与双方经济规模成正比，而与其摩擦因素（例如两者之间的地理距离）成反比；Anderson（1979）和 Anderson（2011）都论证过其微观经济基础。

本文将"医生所在地—患者所在地"在线电话问诊总量设定为两地各自的总服务量和交易成本的产出函数。具体形式为：

$$C_{d,p} = \frac{y_d y_P}{y_I} \left(\frac{t_{d,p}}{P_d \Pi_P}\right)^{\epsilon} \tag{3-1}$$

此处 $C_{d,p}$ 是位于 d 地区的医生向位于 p 地区的患者所提供在线问诊总服务量，y_d 是 d 地区医生提供在线问诊的总量，y_p 是 p 地区患者发起在线问诊的总量，y_I 是整个平台的在线问诊服务量，$t_{d,p}$ 是医生和患者之间（如与距离相关的）的交易成本，ϵ 是双边服务之间的交易成本弹性，P_d 和 Π_p 是医生、患者所在地的多边阻力项（Multilateral Resistance Term，通常包括文化、方言等）。

进一步地，本研究将交易成本构建为医患双边地理距离和其他因素（比如省份边界和行政大区边界）共同构成的函数：

$$t_{d,p} = D_{d,p}^{\alpha_d} e^{\alpha_P SP}_{d,p} e^{\alpha_R SR}_{d,p} \tag{3-2}$$

此处 $D_{d,p}$ 是医生和患者之间的地理距离：假如双方位于不同省份，本文使用省会（首府）之间的球面距离来度量其间的地理距离；假如双方位于同一省份，本文参照 Wolf（2000）的方法，对省内人口最多的两个城市基于人口进行加权，算出加权的省内距离[①]。$SP_{d,p}$ 是虚拟变量，如果医生和患者在同一个省份则取值为 1，否则为 0；$SR_{d,p}$ 是虚拟变量，如果医生和患者在同一个区域但不在同一个省份则取值为 1，否则为 0。

将方程（3-2）带进方程（3-1），并且在两端取自然对数，得到下述方程：

$$\ln(C_{d,p}) = \ln(y_d) + \ln(y_p) - \ln(y_I) + \beta_d \ln(D_{d,p}) + \beta_{SP} SP_{d,p} + \beta_{SR} SR_{d,p}$$

---

① 加权公式：省内距离 $= 2 \times [1 - P_1 / (P_1 + P_2)] \times D_{1,2}$，此处 P_1 和 P_2 分别代表省份内人口最多的两个城市的人口数，$D_{1,2}$ 代表这两个城市之间的地理距离。

$$- \in \ln(P_d) - \in \ln(\Pi_p) \quad\quad (3-3)$$

此处 $\beta_d = \alpha_d \cdot \in$，$\beta_{SP} = \alpha_{SP} \cdot \in$，$\beta_{SR} = \alpha_{SR} \cdot \in$。因为 P_d 和 Π_p 不可观测且难以度量，本文参照相关文献加入了医生所在地和患者所在地的固定效应，以此控制多边阻力项；$\ln(y_d)$ 和 $\ln(y_p)$ 会随之被固定效应吸收。因此，本文的实证模型可以写作：

$$\ln(C_{d,p}) = \beta_0 + \beta_d \ln(D_{d,p}) + \beta_{SP} SP_{d,p} + \beta_{SR} SR_{d,p} + \nu_p + \nu_d + \in_{d,p} \quad\quad (3-4)$$

ν_d 和 ν_p 代表了医生和患者所在地的固定效应，在基准设定中可以吸收省级的医生定价策略和价格水平、医疗服务质量、患者的购买力、方言、文化包容性以及省级社会经济发展水平（例如人均 GDP、人口、互联网普及率、医疗资源等）。各个 β 即本文所要估计的系数，其标准误聚类在患者省份层面。

基于实证模型（3-4），本文先把 2016 年 1 月到 2018 年 6 月的交易订单数据全部汇总在一起，并且在基准设定中加总到省级层面。对于每个"医生省份—患者省份"组合，模型对应的样本是 30 个月的在线电话咨询总服务量，本文使用 31 个省级单位，故样本量为 961（＝31×31）。同时，某些医患省份组合的总服务量为 0，所以本文先将被解释变量加了 1 并取自然对数，再放进上述线性模型进行估计。在后续的稳健性检验中，本文也将数据加总到了"医患省份—年份"层面和医患城市层面。

第四节 基准结果与解读

一 基准结果

本部分呈现的是医生和患者之间的地理距离对两地在线问诊服务量影响的基准估计结果。如果互联网成功削弱了距离效应所带来的信息摩擦和交易成本，根据理论预测，医生的位置将不会对患者线上就医选择产生明显的影响；具体到本研究的设定而言，医患距离及相关变量的系数估计值应当较小，甚至不显著。

表 3-3 展示了使用好大夫在线的数据基于模型（3-4）估计的结果。需要注意的是，引力模型在处理加总到省级层面的数据时，无法使用医生和患者之间的实际距离，因而本文在医生和患者位于不同省份时使用两省份省会（首府）之间的球面距离、两者位于同一省份时使用省内两个人口最多城市的加权距离——这种度量方式，意味着在表 3-3 所估计的距离效应可能并不特别准确。在后续部分，本文使用了不同的方式来度量医患之间的距离，以检验回归结果的稳健性。

表 3-3　距离对服务量的影响

项目	（1）	（2）	（3）	（4）	（5）	（6）	（7）
	好大夫在线数据			线下住院数据		阿里巴巴数据	线下贸易流向数据
	ln（电话咨询服务量）						
ln（地理距离）	−1.220 ***	−0.729 ***	−0.567 ***	−2.082 ***	−1.112 ***	−0.470 ***	−1.366 ***
	（0.071）	（0.065）	（0.068）	（0.103）	（0.101）	（0.039）	（0.020）
同省份虚拟变量		2.924 ***	3.311 ***		4.640 ***		
		（0.195）	（0.207）		（0.171）		
同区域虚拟变量			0.391 ***		0.551 ***		
			（0.070）		（0.094）		
医生（供方）省份固定效应	是	是	是	是	是	是	是
患者（需方）省份固定效应	是	是	是	是	是	是	是
样本量	961	961	961	961	961	900	900
调整后的 R^2	0.89	0.95	0.95	0.71	0.86	—	—

注：前 3 列使用好大夫在线的交易数据，被解释变量是将相应样本的线上电话咨询总服务量加 1 并取自然对数。第（4）列和第（5）列使用的是 2017 年的线下患者住院流向数据，设定与前 3 列基本一致。第（6）列和第（7）列引用 Fan et al.（2018）的研究结果，其使用来自阿里巴巴和中国地区投入产出表的数据估计了距离对中国电子商务、线下贸易流向的影响，可与本文研究进行对比。括号中呈现的是聚类在患者省份层面的标准误。*** $p<0.01$，** $p<0.05$，* $p<0.1$。

表 3-3 的第（1）到（3）列表明，患者和医生之间的地理距离会影响患者向医生发起在线问诊的可能性。本文估计出距离对在线问诊服务量的

弹性约为-0.5，这意味着当医患之间的地理距离增加 1 倍的时候，两地之间的在线问诊服务量大约会下降 50%。此外，同省份虚拟变量的估计系数较大，意味着患者在线选择医生时呈现很强的本地偏好（即患者更可能向同省份的医生发起在线问诊）。本文同时发现同区域虚拟变量的估计系数也是显著的；两个系数共同表明，距离效应具有非线性特征，即在线问诊服务量更多集中于同省份和同区域。本文把被解释变量换成在线电话咨询的交易总金额（数量×价格）并重新进行了回归分析，发现即便考虑了价格因素的影响之后，距离效应也没有发生改变（相关结果见附录表 D.3）①。因为医生（供给方）无法根据患者的所在位置来挑选患者，所以该平台上所呈现的距离效应主要产生于需求方，即患者自身的选择。

本文使用省级层面的患者住院流向数据，检验了患者线下就医选择中的距离效应。患者住院流向数据来自国家卫生健康委员会（2018a）；相关估计结果在表 3-3 的第（4）和（5）列。可以看出，线上问诊的距离效应比线下住院的距离效应减弱了 40%~50%。

需要注意的是，表 3-3 呈现的线上和线下估计结果之差，仍有可能存在低估：在本研究所使用的数据中，线上以医疗咨询服务为主，而线下以住院服务为主；从可比性来看，线上咨询可能与线下门诊服务更相似（Qian et al.，2009），而线下门诊服务的距离效应可能比住院服务的距离效应更强。如表 3-4 所示，患者住院时所选医疗机构的旅行距离平均大于门诊就医所选机构的旅行距离。

为比较互联网对医疗服务和一般商品消费产生的影响有何异同，本文将此次的估计结果与国内研究线上线下跨省贸易（网购）的文章进行了对比。表 3-3 的第（6）和（7）列引用了基于阿里巴巴网购和跨省贸易数据所估计的结果（Fan et al.，2018）；与网购的距离效应相比，在线电话咨询的距离效应更强。不仅如此，基于表 3-3 的结果计算可知，网购的距离效

---

① 本文也对价格和距离的关系做了检验，发现在线电话咨询的平均价格与医患之间距离存在微弱的负相关，因而价格不太可能导致本研究所发现的距离效应。

应比线下贸易的距离效应大约小 66% [= （1-0.470/1.366）×100%]①，而医疗服务线上线下距离效应的差异大约是 41% [= （1-1.220/2.082）×100%]。这一结果表明，互联网技术在改变一般商品贸易的距离分布方面起到了更大的作用，而在改变医疗服务的距离分布方面产生的影响相对较弱。

表 3-4　线下门诊和住院患者平均旅行距离和医疗机构类型

类别	门诊服务	住院服务
Panel A：到医疗机构的平均旅行距离		
全样本（公里，均值、标准差）	14.3（31.3）	34.4（70.3）
年龄分组		
45~54 岁	18.8（36.8）	40.6（81.2）
55~64 岁	14.3（32.6）	38.0（74.5）
65~74 岁	11.6（26.7）	33.4（66.6）
≥75 岁	10.2（21.5）	26.4（59.5）
Panel B：医疗机构类型		
总计（个数，%）	3255（100%）	2830（100%）
按类型分组		
县医院及以上	1583（48.6%）	2362（83.4%）
乡镇卫生院/社区卫生服务中心	846（26.0%）	424（15.0%）
村医/诊所	678（20.8%）	0（0%）
其他	148（4.6%）	44（1.6%）

注：该表根据 2018 年中国健康与养老追踪调查（CHARLS）数据计算。在此调查中，受访者提供了最近一次门诊和住院就医时所前往医疗机构的相关信息。Panel A 呈现了受访者前往门诊和住院机构的平均旅行距离。Panel B 呈现了受访者门诊和住院选择的机构类型。

进一步地，本文检验了距离效应是否会因为患者的性别、年龄、所在区域不同而有所不同，相关结果呈现在表 3-5 中。第（1）和（2）列表明女性的距离效应和本地偏好似乎比男性更强；如果使用距离和性别的交互

---

① Hortaçsu et al.（2009）研究发现美国电子商务中的距离效应是线下贸易的 72%~94%。

项来检验两者之间差异是否显著，会发现交互项的系数很小，但统计学上显著（如表 3-6 的 Panel A 所示）。第（3）到（5）列呈现不同年龄组的距离效应：对于 15~64 岁的人群，距离效应和本地偏好是最小的。如表 3-6 的 Panel B 所示，距离和 15~64 岁年龄组的虚拟变量所产生的交互项，其系数统计上显著为正，这意味着工作年龄人群的患者更有可能向远距离的医生发起在线问诊。

表 3-5　距离对不同性别、年龄、地区患者的异质性影响

项目	（1）男性	（2）女性	（3）年龄≤14 岁	（4）年龄在 15~64 岁	（5）年龄≥65 岁	（6）中西部地区	（7）东部地区
ln（地理距离）	-0.554***	-0.578***	-0.590***	-0.556***	-0.594***	-0.660***	-0.381***
	(0.066)	(0.071)	(0.069)	(0.068)	(0.081)	(0.086)	(0.085)
同省份虚拟变量	3.203***	3.330***	2.974***	2.859***	2.814***	2.923***	2.781***
	(0.222)	(0.208)	(0.246)	(0.172)	(0.222)	(0.280)	(0.239)
同区域虚拟变量	0.382***	0.389***	0.346***	0.354***	0.381***	0.487***	0.172*
	(0.070)	(0.073)	(0.076)	(0.065)	(0.081)	(0.095)	(0.089)
医生省份固定效应	是	是	是	是	是	是	是
患者省份固定效应	是	是	是	是	是	是	是
样本量	961	961	961	961	961	620	341
调整后的 R^2	0.94	0.94	0.93	0.95	0.89	0.94	0.91

注：本表使用好大夫在线的交易数据，被解释变量是将相应样本的线上电话咨询总服务量加 1 并取自然对数。线上电话咨询总服务量是将 30 个月的所有订单按照"医生省份—患者省份"的组合加总而得；本文使用 31 个省级单位，故样本量为 961（31 乘以 31）。自变量的测量和取值方式与表 3-3 相同。此处按照经济带划分地区，东部地区指北京、天津、河北、辽宁、上海、江苏、浙江、福建、山东、广东和海南，其余为中西部地区。括号中呈现的是聚类在患者省份层面的标准误。*** p<0.01， ** p<0.05， * p<0.1。

需要注意的是，在线问诊的消费者年龄分布偏向于年轻人和中年人，如图 3-1 所示；如果将好大夫在线上的患者年龄特征调整为与线下

患者年龄特征相似的分布，其距离效应甚至可能更大。表 3 - 5 的第 （6）和（7）列展示的是东部地区和中西部地区分别的估计结果[①]；交互项系数如表 3 - 6 的 Panel C 所示。东部地区的距离效应比中西部地区的距离效应明显更小，意味着前者的居民更有可能向远距离的医生发起在线问诊。

表 3-6　检验不同性别、年龄、地区、科室分组距离效应的差异

项目	（1）	（2）	（3）
	ln（地理距离）	同省份虚拟变量	同区域虚拟变量
Panel A			
与性别（男性 = 1）的交互项	0.007*	-0.194***	0.012
	（0.004）	（0.043）	（0.033）
Panel B			
与年龄组（15 ~ 64 岁 = 1）的交互项	0.247***	-0.181	-0.063
	（0.006）	（0.107）	（0.068）
Panel C			
与地区（东部地区 = 1）的交互项	0.192**	-0.267	-0.335***
	（0.083）	（0.399）	（0.113）
Panel D			
与科室（外科、内科、儿科 = 1）的交互项	-0.320***	0.285	0.151*
	（0.084）	（0.259）	（0.083）

注：受篇幅所限，此表格只呈现了交互项的估计系数，而没有汇报距离、同省份虚拟变量和同区域虚拟变量等非交互项的估计结果。Panel A 呈现的是距离和相关虚拟变量与性别（男性取值为 1）的交互项系数；Panel B 呈现的是距离和相关虚拟变量与年龄组（患者年龄在 15 ~ 64 岁取值为 1）的交互项系数；Panel C 呈现的是距离和相关虚拟变量与地区（患者位于东部地区取值为 1）的交互项系数；Panel D 呈现的是距离和相关虚拟变量与科室（外科、内科、儿科取值为 1）的交互项系数。括号中呈现的是聚类在患者省份层面的标准误。*** $p<0.01$，** $p<0.05$，* $p<0.1$。

① 此处使用的是按照经济带划分的东部地区，包括北京、天津、河北、辽宁、上海、江苏、浙江、福建、山东、广东和海南。这些省市大多位于中国东部沿海地区，相对中西部地区省份更为发达。

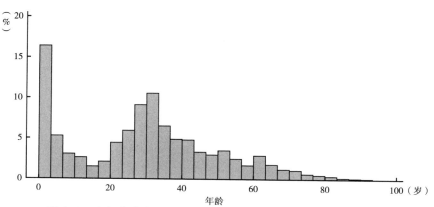

图 3-1 在好大夫在线平台上使用在线电话咨询的患者年龄分布

注：作者根据好大夫在线数据记录的患者年龄数据绘制，样本期间为 2016 年 1 月至 2018 年 6 月。

二 稳健性检验

本文从四个方面进行了稳健性检验。第一，本文检验了结果是否由省内距离度量不准确所造成。例如，有研究认为，省内距离测量不准确将会导致距离效应被低估，同时错误估计出显著的同省效应（Wolf，2000）。为检验这种可能性，本文在基准设定的基础上增加了同省份虚拟变量与省份面积的交互项，以此控制省内距离偏差的潜在影响（面积越大的省份，其省内距离的偏差可能越大）。结果如表 3-7 的第（1）列所示：距离效应的系数几乎不变，而同省份和同区域虚拟变量的估计系数显著为负，与基准设定的结果基本在同一水平。因此，省内距离的度量方式不会影响本文的基本结论。

第二，本文把数据加总到"医患省份—科室"层面，并在基准设定里加入了科室固定效应，以检验本文的结果是否由复合效应（Compositional Effect）所驱动。表 3-7 的第（2）列表明在控制科室固定效应之后，距离效应和本地偏好效应几乎没有变化。此外，本文也把数据加总到了"医患省份—年份"层面，在回归中控制年份固定效应，进一步增加控制变量，以排除本文结果是由样本中某一年的偶然特征所造成的可能性。表 3-7 的第（3）和第（4）列表明本文的结果是稳健的。

表 3-7　稳健性检验

项目	（1） Wolf（2000） 的算法	（2） 科室固定 效应	（3） 年份固定 效应	（4） 增加控制 变量	（5） 剔除重复 问诊	（6） PPML 泊松 估计
ln（地理距离）	−0.517***	−0.535***	−0.560***	−0.511***	−0.506***	−0.521***
	（0.069）	（0.044）	（0.063）	（0.074）	（0.067）	（0.090）
同省份虚拟变量	2.880***	3.145***	3.161***	3.216***	3.294***	2.288***
	（0.244）	（0.206）	（0.207）	（0.163）	（0.206）	（0.187）
同区域虚拟变量	0.466***	0.343***	0.373***	0.476***	0.458***	0.622***
	（0.083）	（0.088）	（0.065）	（0.080）	（0.086）	（0.081）
同省份虚拟变量 ×省份面积	0.001					
	（0.001）					
医生省份固定 效应	是	是	是	是	是	是
患者省份固定 效应	是	是	是	是	是	是
科室省份固定 效应		是				
年份省份固定 效应			是	是		
控制变量				是		
样本量	961	6727	2883	2883	961	961
调整后的 R^2	0.94	0.85	0.93	0.94	0.94	—

注：本表使用好大夫在线的交易数据，第（1）至（5）列的被解释变量是将相应样本的线上电话咨询总服务量加 1 并取自然对数，第（6）列的被解释变量是线上电话咨询总服务量。第（1）列参照 Wolf（2000）的算法，加入了同省份虚拟变量与省份面积的交互项。第（2）和第（3）列分别加入了科室固定效应和年份固定效应，以检验是否特定科室、年份的特例造成了本文的结果。第（4）列加入了年份固定效应和一系列控制变量，包括省级人口、人均 GDP、每千人医生数以及互联网发展指数。第（5）列剔除了同一对医生—患者的重复问诊。第（6）列使用 PPML。其他自变量的测量和取值方式与表 3-3 相同。括号中呈现的是聚类在患者省份层面的标准误。*** p<0.01，** p<0.05，* p<0.1。

第三，鉴于在本文的样本中约有 8% 的患者向同一个医生发起过 1 次以上的电话咨询，本文也剔除这些重复问诊并重新进行了估计。如表 3-7 第（5）列所示，距离效应基本没有变化。

第四，某些省份组合之间没有发生过电话咨询，因此可能估计结果存在偏误：在基准设定中被解释变量加 1 并取对数，再放进线性模型进行估计，可能会引起异方差问题。本文借鉴 Silva and Tenreyro（2006）的方法，使用泊松伪极大似然（PPML）重新进行估计。如表 3-7 的第（6）列所示，使用 PPML 泊松估计的系数与基准设定相似，表明本文结果是稳健的。

综上所述，基准回归分析和稳健性检验所得的主要结果都支持本研究的核心假说：尽管互联网已经降低了交易成本，地理距离依然会影响到患者线上就医的需求和选择。

第五节　城市层面数据的进一步分析

前文基准分析发现患者线上就医时存在显著为正的本地偏好和显著为负的距离效应，这意味着在省界以内发生的在线问诊服务量可能更多。这个发现引出一个问题：其他层级的行政分界是否也与在线问诊使用量存在关联？

地级市的行政分界介于省和县之间，可以作为省界的一个替代性变量。由于本研究使用的数据集包含了医患所在地级市的位置，因此本研究也将数据加总到城市层面进行相应的分析。与省一级层面的模型设定相似，本文在此部分新增了一个"同市虚拟变量"（如果医生和患者在同一个地级市或者地区，这一变量取值为 1，否则取值为 0），同时控制同省份（但不同市）虚拟变量和同区域（但不同省份）虚拟变量。

表 3-8 呈现的是将数据加总到城市层面的估计结果。在同省份和同区域效应的基础上，在线问诊呈现很强的、显著为正的同市效应；这意味着一个城市以内的在线问诊量大于跨城市的在线问诊量。不仅如此，同市虚拟变量的系数很大，意味着本研究所发现的同省份效应有可能是同市效应所驱动的。表 3-8 第（4）列所呈现的距离弹性为 -0.353，其绝对值略小于表 3-3 的结果；此处弹性的绝对值更小，可能是因为使用城市层面距离在度量上更加准确。

表 3-8　将数据加总到城市层面的进一步分析

被解释变量	（1）	（2）	（3）	（4）
	ln（在线问诊服务量）			
ln（地理距离）	−0.522***	−0.462***	−0.370***	−0.353***
	（0.034）	（0.029）	（0.026）	（0.025）
同市虚拟变量		2.656***	2.243***	2.120***
		（0.252）	（0.276）	（0.275）
同省份虚拟变量			0.497***	0.536***
			（0.077）	（0.080）
同区域虚拟变量				0.052***
				（0.018）
医生省份固定效应	是	是	是	是
患者省份固定效应	是	是	是	是
样本量	129600	129600	129600	129600
调整后的 R^2	0.66	0.68	0.69	0.69

注：本表使用好大夫在线的交易数据，被解释变量是将相应样本的线上电话咨询总服务量加1并取自然对数。线上电话咨询总服务量是将 30 个月的所有订单按照"医生城市—患者城市"的组合加总而得；本文使用 360 个城市，故样本量为 129600 （360 乘以 360）。当医患位于不同城市时，其地理距离为两城市之间的球面距离；当医患位于同一城市时，其地理距离取值为零。同市虚拟变量在医患位于同一城市时取值为 1，否则为 0。同省份虚拟变量在医患位于同一省份不同城市时取值为 1，否则为 0。同区域虚拟变量在医患位于同一区域且不在同一省份时取值为 1，否则为 0；本文根据行政区划代码，将全国 31 个省级单位划分为华北、东北、华东、中南、西南、西北六个区域。括号中呈现的是聚类在患者省份层面的标准误。 *** p<0.01，** p<0.05，* p<0.1。

由于城市间地理距离的差异足够大，本文进一步分析了距离效应的非线性。利用城市间距离构造了一系列虚拟变量（如果医生和患者的距离在某个范围之内，相应变量取值为 1，否则为 0），再基于引力模型进行估计。具体而言，本文把区间的长度设为 100 公里，然后相应构建了 32 个地理距离区间的虚拟变量。为简便起见，如果医生和患者在同一个城市，本文将两者之间的距离设为 0，然后将这个零距离的虚拟变量作为回归的基准组。图 3-2 呈现的是距离区间虚拟变量的系数估计结果。这张图表明距离效应存在很强的非线性，佐证了前文的发现：跨行政界线在线问诊的成本并不完全取决于地理距离。对于医患距离大于 0 （即不在同一城市）而不超过 100 公里这一虚拟变量，其系数显著为负，表明即便是在互联网上患者仍然倾向于选择本市邻近的医生。不仅如此，在距离为 400 公里以内，距离效应的边际变化较大，而边际变化量在超过 400 公里以后变得较小。考虑到中国平均的省内距离是 300~400 公里，这个证据从另一个侧面表明省界对在线问诊服务量有着重要的影响。

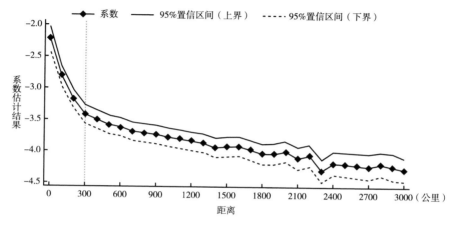

图 3-2 加总到城市层面数据估计得到的线上问诊距离效应

注：本图呈现的是将交易订单数据加总到城市层面进行系数估计所得的结果。与此前回归设定不同的是，此处的设定更灵活，自变量为一系列代表距离的虚拟变量：医生患者城市之间的距离在某一区间时，相应虚拟变量取值为 1，其余取值为 0。图中横轴为相应的距离虚拟变量；例如，横轴的 300 表示医生和患者所在城市之间的距离大于 300 公里而不超过 400 公里。医生和患者位于同一城市时距离取值为 0，并作为回归的基准组。图中实线和虚线分别代表的是 95% 置信区间上下界。

需要注意的是，很多城市组合之间的电话咨询问诊量为 0，因此本文无法使用城市层面的数据来进一步分析科室、年份、医生的异质性。例如，将外科电话问诊的数据加总到城市层面的时候，90% 的城市组合之间在线问诊量为 0，这会导致地板效应（Floor Effect），使得本文所估计的距离效应偏向于 0，甚至变得不显著[①]。因此，本文也无法将城市层面的分析作为基准回归。

---

① 地板效应是一种量级削减效应，会导致估计结果偏向于零。由于服务量的下限（"地板"）为零，本研究可能会出现地板效应：当两个城市之间的距离超过一定水平时，被解释变量（服务量）将保持恒定为零；在这种情况下，引力模型的系数将被低估。特别地，当大部分医患位置组合的服务量为零时，模型所估计的距离效应可能会偏向于零，甚至在统计上也变得不显著。

第六节　线上距离效应的机制分析

本节检验了距离效应的三种可能解释。第一，患者可能在发起在线问诊之前已进行过线下当面就诊，在这种情形下，患者在网上就医时更有可能选择已经在线下面诊过的同一个医生发起问诊（"线下转线上"）。在本研究所使用的样本中，这些患者发起的电话咨询占到了总样本的 10.5% 左右。本文在后续回归中剔除这些样本，以检验所观测到的距离效应是否由这些患者造成。表 3-9 汇报了相关结果：距离效应的系数下降了大约 10%，而同省份和同区域虚拟变量的系数也有微弱的下降。这些结果表明，事前线下面诊的经历可能部分造成了本研究发现的距离效应。

表 3-9　剔除线上问诊之前已进行过线下面诊的患者

项目	（1）	（2）	（3）	（4）	（5）
	基准设定			科室固定效应	年份固定效应
ln（地理距离）	-1.147***	-0.665***	-0.510***	-0.512***	-0.496***
	（0.073）	（0.065）	（0.068）	（0.041）	（0.068）
同省虚拟变量		3.038***	2.984***	2.979***	2.874***
		（0.166）	（0.161）	（0.192）	（0.137）
同区域虚拟变量			0.360***	0.310***	0.375***
			（0.064）	（0.083）	（0.068）
医生省份固定效应	是	是	是	是	是
患者省份固定效应	是	是	是	是	是
科室固定效应				是	
年份固定效应					是
样本量	961	961	961	6727	2883
调整后的 R^2	0.91	0.95	0.95	0.86	0.92

注：本表剔除了在进行线上问诊之前就已经找同一医生进行线下面诊的患者样本。被解释变量是来自将相应样本的线上电话咨询总服务量加 1 并取自然对数。前 3 列的设定与表 3-3 相同，第（4）列和第（5）列分别加入了科室固定效应和年份固定效应，以检验是否某些年份、科室的特殊变化造成了本文的结果。括号中呈现的是聚类在患者省份层面的标准误。*** $p<0.01$，** $p<0.05$，* $p<0.1$。

第二，即便患者在线上就医之前并没有先进行线下面诊，但他们可能预期在线上问诊之后需要到线下医院进行检查、化验和治疗，这种需要可能也导致了距离效应（"线上转线下"）。本文利用互联网医疗对不同科室服务替代能力存在的差异，检验"线上转线下"假说。例如，患者在线上问诊的过程中，可能会发现自己的疾病需要线下的诊断和治疗，这种情况在外科等科室比较常见。与之相反，皮肤科等科室的医生则可以基于高清图片、电话交流做出诊断，并且直接在网上提供治疗方案。表3-10呈现了不同科室线上问诊和线下门诊预约挂号的服务量占比，可以看出外科所提供线下预约挂号的比例明显偏高。

表 3-10　不同科室线上线下服务类型分布

科室	在线电话咨询(%)	在线预约线下门诊挂号(%)
外科	18.43	28.81
内科	20.27	25.75
儿科	26.24	29.97
精神心理科	8.94	3.99
皮肤科	16.02	7.34
中医科	10.10	4.15
总计	100	100

注：第（1）列呈现的是好大夫在线所有在线电话咨询中，不同科室服务的占比。第（2）列呈现的是通过好大夫在线预约的所有线下门诊挂号中，不同科室的挂号量占比。

本部分使用表3-3第（3）列的基准设定，对来自外科、内科、儿科、精神心理科、皮肤科和中医科的样本分别进行引力模型回归。需要注意的是，这一部分的回归分析剔除了事前已经有线下就诊经历的患者（"线下转线上"样本）。表3-11呈现了估计的结果：与预期的结果一致，外科的距离效应系数是几个科室里最大的。儿科的距离效应系数也较大，可能是因为儿童患者所患疾病，有时很急而且病程发展较快，儿科医生不能仅依靠互联网就做出准确的诊断（国家卫生健康委员会，2018b）。因此，替儿童进行问诊的父母更可能需要在问诊之后接受医生的当面诊治。

与之相反，皮肤科和精神心理科的距离效应较弱。对于这些科室常见的症状，医生通过互联网技术带来的高清图像和实时沟通，就足以进行有效的诊断和治疗；此前已有研究发现皮肤科和精神心理科使用远程服务具有较高的成本效益（Fogel and Sarin，2017；Mehrotra et al.，2017；Whited，2006）。表3-11也表明中医科的距离效应系数比较小，这个结果同样符合预期。因为中医对于高新技术设备和侵入性治疗的依赖低于西医，因此相对容易通过网络进行诊治。本文将样本进行混合并控制距离相关变量和科室虚拟变量交互项，发现交互项在统计学上显著；相关结果呈现在表3-6的 Panel D。

表 3-11   距离对不同科室患者的异质性影响

项目	（1）	（2）	（3）	（4）	（5）	（6）
	外科	内科	儿科	精神心理科	皮肤科	中医科
ln（地理距离）	−0.599***	−0.526***	−0.545***	−0.320***	−0.453***	−0.431***
	（0.078）	（0.075）	（0.070）	（0.067）	（0.064）	（0.059）
同省份虚拟变量	3.160***	2.925***	3.046***	3.011***	2.700***	2.859***
	（0.247）	（0.242）	（0.260）	（0.296）	（0.237）	（0.229）
同区域虚拟变量	0.357***	0.265***	0.263***	0.480***	0.148**	0.283***
	（0.068）	（0.067）	（0.082）	（0.082）	（0.062）	（0.073）
医生省份固定效应	是	是	是	是	是	是
患者省份固定效应	是	是	是	是	是	是
样本量	961	961	961	961	961	961
调整后的 R^2	0.91	0.92	0.92	0.88	0.92	0.90

注：本表使用好大夫在线的交易数据，被解释变量是将相应样本的线上电话咨询总服务量加1并取自然对数。此处继续剔除了在进行线上问诊之前就已经找同一医生进行线下面诊的患者样本。自变量的测量和取值方式与表3-3相同。括号中呈现的是聚类在患者省份层面的标准误。*** $p<0.01$，** $p<0.05$，* $p<0.1$。

为进一步检验这一假说，本文在回归中加入了交通成本变量。如果患者在线上就医时考虑到后续当面就诊的需要，那么医患两地之间的交通成本也将是其线上就医选择时的重要影响因素。鉴于不同科室中在线问诊之后需要线下面诊的可能性有所不同，那么在不同的科室中交通成本解释距离效应的程度也应当有所不同。具体而言，本部分在回归分析中加入了不同省份省会（首府）城市之间的铁路最短通行耗时①。考虑到2016~2018年，中国高铁快速发展、铁路旅行的最短耗时也发生了明显的变化，因此本文把数据加总在"医患省份—年份"层面，控制年份固定效应和各省份每年的铁路通行耗时，从而检验这个假说。表3-12呈现了相关结果：铁路通行耗时对于外科、内科和儿科的影响较大，而这些通行耗时的系数在精神心理科、皮肤科和中医科都不显著。

表3-12　线上就医的距离效应中交通成本的影响

项目	所有	外科	内科	儿科	精神心理科	皮肤科	中医科
	（1）	（2）	（3）	（4）	（5）	（6）	（7）
ln（地理距离）	−0.412***	−0.487***	−0.388***	−0.457***	−0.231***	−0.402***	−0.351***
	（0.070）	（0.077）	（0.069）	（0.077）	（0.069）	（0.064）	（0.058）
同省份虚拟变量	3.004***	3.156***	2.761***	2.892***	2.819***	2.582***	2.600***
	（0.197）	（0.221）	（0.208）	（0.237）	（0.237）	（0.202）	（0.205）
同区域虚拟变量	0.329***	0.381***	0.266***	0.269***	0.429***	0.201***	0.248***
	（0.058）	（0.064）	（0.053）	（0.076）	（0.069）	（0.050）	（0.061）
铁路通行耗时（小时）	−0.010***	−0.016***	−0.008***	−0.009**	−0.001	−0.002	−0.001
	（0.002）	（0.004）	（0.002）	（0.004）	（0.002）	（0.002）	（0.002）
医生省份固定效应	是	是	是	是	是	是	是
患者省份固定效应	是	是	是	是	是	是	是
年份固定效应	是	是	是	是	是	是	是
样本量	2883	2883	2883	2883	2883	2883	2883
调整后的 R^2	0.92	0.92	0.93	0.92	0.88	0.92	0.90

注：本表使用好大夫在线的交易数据，被解释变量是将相应样本的线上电话咨询总服务量加1并取自然对数。此处继续剔除了在进行线上问诊之前就已经找同一医生进行线下面诊的患者样本。与表3-3的基准设定相比，此处增加了年份固定效应和铁路通行耗时。铁路通行耗时测量的是医生和患者所在两省省会（首府）之间的最短铁路通行耗时，这一数值根据每年铁路发展情况而有所不同。其余自变量的测量和取值方式与表3-3基本相同。括号中呈现的是聚类在患者省份层面的标准误。*** p<0.01，** p<0.05，* p<0.1。

---

① 交通耗时数据来自百度地图。

如果将铁路通行耗时替换为一个"省会（首府）之间是否开通高铁"的虚拟变量，并重新进行回归分析，得到的结果也是基本相似的（见表3-13）。这些结果进一步佐证了本文假说，即患者在线上就医之后可能存在线下诊治需要，这种"线上转线下"的需要是线上就医距离效应的一个重要成因。

表 3-13　线上就医的距离效应中交通成本的影响（以是否开通高铁衡量）

项目	所有	外科	内科	儿科	精神心理科	皮肤科	中医科
	（1）	（2）	（3）	（4）	（5）	（6）	（7）
ln（地理距离）	−0.481 ***	−0.533 ***	−0.442 ***	−0.472 ***	−0.223 ***	−0.425 ***	−0.349 ***
	（0.061）	（0.070）	（0.061）	（0.068）	（0.064）	（0.054）	（0.052）
同省份虚拟变量	2.939 ***	3.085 ***	2.662 ***	2.828 ***	2.762 ***	2.505 ***	2.539 ***
	（0.193）	（0.227）	（0.218）	（0.252）	（0.254）	（0.219）	（0.218）
同区域虚拟变量	0.328 ***	0.368 ***	0.244 ***	0.249 ***	0.405 ***	0.172 ***	0.225 ***
	（0.059）	（0.063）	（0.051）	（0.073）	（0.066）	（0.047）	（0.058）
省会(首府)间是否开通高铁	0.221 ***	0.269 ***	0.216 ***	0.131 *	0.075	0.100	0.103 **
	（0.061）	（0.057）	（0.065）	（0.067）	（0.057）	（0.058）	（0.049）
医生省份固定效应	是	是	是	是	是	是	是
患者省份固定效应	是	是	是	是	是	是	是
年份固定效应	是	是	是	是	是	是	是
样本量	2883	2883	2883	2883	2883	2883	2883
调整后的 R^2	0.93	0.90	0.90	0.91	0.88	0.87	0.88

注：本表使用好大夫在线的交易数据，被解释变量是将相应样本的线上电话咨询总服务量加1并取自然对数。此处继续剔除了在进行线上问诊之前就已经找同一医生进行线下面诊的患者样本。与表3-3的基准设定相比，此处增加了年份固定效应和省会（首府）间是否开通高铁。其余自变量的测量和取值方式与表3-3基本相同。括号中汇报的是聚类在患者省份层面的标准误。*** p<0.01，** p<0.05，* p<0.1。

除此之外，交付成本也是一个不可忽视的潜在影响因素，例如运费可能会造成网络购物时的距离效应。在本文的研究中，长途话费与运费等交付成本相似，因此需要探讨其是否会造成距离效应。在 2017 年之前，长途通话的价格为每分钟 0.6 元；如果这笔费用由患者自己承担，按每单均价 82.9 元，平均时长 10 分钟推算，则相当于交付成本约为电话咨询总费用的 6.7%。不过，在好大夫在线上进行问诊时，医生和患者通过虚拟电话（IP 电话，VoIP）

而不是普通移动通话进行交流，而相关通话成本由平台承担。因此，长途话费不太可能会造成距离效应。即便如此，仍可能有一部分患者错误地认为需要自己承担通话成本，因而不愿意选择远距离的医生进行电话咨询。为了解决这个顾虑，本文借助 2017 年 9 月取消长途话费的全国性政策做了分析：在这个政策实施之后的 2018 年，距离效应和本地偏好依然是显著的。用 2016~2018 年的样本分别进行回归，得到结果基本一致（见表 3-14），这意味着本地通话和长途通话之间的话费差异不能解释本研究中所观测到的距离效应。

表 3-14　分年份检验距离效应

项目	（1）	（2）	（3）
	2016 年	2017 年	2018 年
ln（地理距离）	−0.536 ***	−0.618 ***	−0.526 ***
	（0.062）	（0.071）	（0.069）
同省份虚拟变量	2.889 ***	3.345 ***	3.250 ***
	（0.222）	（0.219）	（0.218）
同区域虚拟变量	0.399 ***	0.406 ***	0.314 ***
	（0.077）	（0.070）	（0.069）
医生省份固定效应	是	是	是
患者省份固定效应	是	是	是
样本量	961	961	961
调整后的 R^2	0.94	0.94	0.94

注：本表使用好大夫在线的交易数据，被解释变量是将相应样本的线上电话咨询总服务量加 1 并取自然对数。自变量的测量和取值方式与表 3-3 相同。括号中呈现的是聚类在患者省份层面的标准误。*** $p<0.01$，** $p<0.05$，* $p<0.1$。

最后，本文分析了距离效应和本地偏好是否会因为医生的声誉而有所不同。好大夫在线每年都会发布"年度好大夫"榜单，每个科室 5~20 人（整个平台大约有 400 人）。年度好大夫的评选规则主要基于医生在该平台的服务量和患者满意度。如果一个医生被提名为"年度好大夫"，在其个人主页上会出现这个荣誉的文字标识[①]。本文分"年度好大夫"和非"年度好

---

① "年度好大夫"上榜不会改变医生在网站的相对排序。

大夫"两个样本分别进行估计；为了让样本可比，非"年度好大夫"只使用了与"年度好大夫"热度评分区间相同的样本，从而控制质量并使网页排序相近、可比。表3-15的第（1）和（2）列呈现了相关结果，发现非年度好大夫的同省份和同区域效应会比年度好大夫更强。不仅如此，第（3）列把可比样本混在一起，并把"年度好大夫"虚拟变量和距离相关变量进行了交互，发现同省份、同区域与年度好大夫的交互项系数在统计上显著。这些结果表明声誉可以减弱距离效应和本地偏好，这意味着信息摩擦可能造成了距离效应和本地偏好（Chen and Wu，2021；Hortaçsu et al.，2009）。

表 3-15　线上就医的距离效应中医生声誉的影响

项目	（1）	（2）	（3）
	非"年度好大夫"	"年度好大夫"	可比总样本
ln（地理距离）	−0.568 ***	−0.488 ***	−0.586 ***
	（0.075）	（0.079）	（0.100）
同省份虚拟变量	3.231 ***	2.000 ***	3.347 ***
	（0.165）	（0.238）	（0.236）
同区域虚拟变量	0.404 ***	0.253 ***	0.425 ***
	（0.068）	（0.059）	（0.097）
ln（地理距离）×年度好大夫			0.069
			（0.078）
同省份虚拟变量×年度好大夫			−1.464 ***
			（0.276）
同区域虚拟变量×年度好大夫			−0.193 *
			（0.112）
年度好大夫虚拟变量			−1.092 *
			（0.616）
医生省份固定效应	是	是	是
患者省份固定效应	是	是	是
样本量	961	961	1922
调整后的 R^2	0.94	0.94	0.91

注：为了控制质量和网站主页的排序，保证样本可比性，第（1）列非"年度好大夫"只使用了与"年度好大夫"医生具有相近评分的样本。第（3）列的可比总样本只包括了第（1）列的样本与"年度好大夫"样本，而排除了不可比的样本。在第（3）列交互项中，如果提供服务的医生获得过"年度好大夫"称号，则"年度好大夫"虚拟变量取值为1，否则为0。其他自变量的测量和取值方式与表3-3相同。括号中呈现的是聚类在患者省份层面的标准误。*** $p<0.01$，** $p<0.05$，* $p<0.1$。

第七节　本章讨论与结论

本章使用好大夫在线的详细交易订单数据，重点研究了互联网是否削减了距离对患者就医选择的影响，发现距离在患者线上就医时仍是一个重要的影响因素，但其影响程度略小于距离对患者线下住院流向的影响。本文也发现了患者线上就医时具有较强的本地偏好，倾向于向同城市、同省份、同区域的医生发起在线问诊。同时，本文也发现距离效应会根据患者的性别、年龄、所在区域而有所不同。考虑到中国的互联网用户普遍更年轻、教育水平更高且相对集中于发达地区（中国互联网络信息中心，2019），如果将好大夫在线的用户按照线下就医患者的人口特征分布进行调整，所得的线上就医距离效应甚至可能更强。

为了更好地理解互联网技术在一般商品贸易和医疗服务两个领域削减距离所造成的阻碍时所起作用有何异同，本文将基准回归的估计结果与使用阿里巴巴数据和投入产出表的相关文献估计结果进行了对比，发现患者线上就医选择时的距离效应和本地偏好大于线上购物时的量级，这意味着患者线上就医的需求相比于线上购买一般商品，将会更多地受到地理距离的影响。同时，本文也发现在医疗服务领域，线上和线下距离效应的系数差异小于一般商品贸易的线上线下系数差异，这意味着互联网的兴起在改变医疗服务使用的地理分布格局方面起到的作用有限，其产生的影响小于电子商务对一般商品消费的影响。

本文同时也研究了距离效应在不同科室之间是否存在差异。与根据既有文献所做出的预测一致，在皮肤科、精神心理科和中医科等更适合直接通过互联网进行诊治的科室中，患者线上就医的距离效应和本地偏好较弱。在外科、儿科等科室，因为有更大可能需要在线上问诊之后到线下找医生做进一步诊治，患者线上就医的距离效应和本地偏好更强。这种潜在的"线上转线下"需要，也让患者在线上就医选择医生时更多考虑线下就医的交通成本：在咨询线上医生时，交通耗时对于外科、儿科患者的影响较大，而对皮肤科、精神心理科、中医科患者影响较小。除此之外，本文的研究还表明，线上问诊之前已有的线下面诊经历（"线下转线上"）和信息摩擦可能是另外两个重要的渠道。

本研究的发现有一定的政策启示意义。首先，互联网医疗在一些领域削减了距离对医疗服务可及性造成的负面影响：与线下医疗服务相比，线上就医的距离效应和本地偏好的系数相对更弱；这意味着一些患者（尤其是皮肤科、精神心理科等科室的患者）可以通过互联网接触到远方的医生，这可能有助于减弱高质量医疗服务在不同地区分布不均所造成的不公平（Zhang et al.，2017）。此前研究发现，在皮肤科、精神心理科运用远程医疗可以等效替代线下当面就诊，本文的发现与这些结论相一致（Fogel and Sarin，2017；Mehrotra et al.，2017）。不过，也不能过高地期待仅靠互联网削减区域间医疗服务可及性的不均衡。外科等科室的患者后续可能需要线下医院的诊治，因而其在线上就医选择时仍会存在较强的距离效应，这就表明当这些科室医疗资源分布不均时，互联网医疗能起到的作用较为有限。因此，政府公共部门应该继续提升这些科室线下医疗服务的可及性，促进相关医疗资源公平分配。此外，本文的研究也对后续研究有一定理论价值。地理距离在患者线上就医选择时依然是重要的影响因素，这意味着在线医疗服务市场仍可以根据地理区域进行划分，因而后续研究可以在本研究的基础上进一步简化模型设定。例如，在对患者线上就医选择进行建模，或者进行线上就医需求估计时，可以根据地理区域划分市场，从而缩小选择集，降低计算负担。

当然，本研究存在一些局限性。首先，互联网医疗平台造成距离效应和本地偏好的潜在机制有多种解释，本文只能研究几种重要的、可观测的因素。事实上，这些效应也可能由其他难以观测和度量的因素造成，包括文化、方言、保险报销政策，以及患者对线下医疗服务质量的私有信息和相关知识掌握等。例如，距离效应可能是"熟悉效应"（Familiarity Effect）造成的：患者对于邻近的医院更加熟悉，也就更偏好这些医院；当他们线上就医搜索医生时，就有更大的可能首先搜索他们附近的医院。另一个例子是医疗保险政策,患者如果存在潜在"线上转线下"的需要,考虑到后续在本地就医的保险报销政策会相对更适合,因而线上就医时优先选择本地的医生问诊。其次,由于超大选择集带来了潜在算力负担,而设备实际算力有限,本文无法用传统离散选择模型方法来对患者线上就医选择进行建模。为解决上述问题,Amano et al.(2019)提出可以利用患者搜索的详细点击数据来缩小选择集范围,但是好大夫在线没有记录相关数据。因此,受方法和数据所限,本文无法衡量患者在距离和其他因素(例如医疗质量)之间的权衡取舍。最后,本文也没有建立完整的均衡模型,因而无法计算互联网医疗服务所带来的福利改进。这些问题应当在后续的研究中逐步解决。

第四章
疫情冲击如何转变患者互联网医疗需求？

● ● ● ● ● ● ● ● ● ● ● ● ● ●

第一节　新冠疫情冲击影响互联网
医疗发展的研究背景

虽然远程医疗具有提升医疗服务效率和扩大医疗服务可及性的潜力，但在新冠疫情突发之前，远程医疗在世界范围内的应用范围相对有限（World Health Organization，2017）；患者的认知、体验和接受程度不足，限制了远程医疗的发展和影响（Kruse et al.，2018）。

新冠疫情突发后，多国出现了线下医院就诊量锐减、远程问诊量激增的现象（Birkmeyer et al.，2020；Cantor et al.，2022）。2020 年 1～3 月，中国互联网医疗使用量快速增加，线上诊疗咨询量同比增长了 17～20 倍，线上处方量增长近 10 倍（国家卫生健康委员会，2020）。美国等发达国家也出现了相似的情况：2018～2019 年，远程医疗服务量在美国所有医疗服务中只占 1%，而这个比例在 2020 年第二季度增长到了 35%（Alexander et al.，2020）。随着各国应对新冠疫情的策略逐渐明确、居民生活逐步恢复正常，学界、政府部门和业界都高度关注一个问题：在新冠疫情得到控制之后，远程医疗服务是否还会被持续使用（Cutler et al.，2020；Dorsey and Topol，2020）。这一问题的答案将对医疗服务体系的长期发展有重要意义。

从理论上讲，当个体受到短期的外部冲击，如果其他因素不变，理性的个体在冲击前和冲击后应当做出相同的选择。但是，互联网医疗服务作为一种新型的医疗服务，在疫情之前大部分患者对其缺少了解和体验，不习惯于线上就医。在疫情冲击之下，患者前往线下医院就医的成本大幅增加，因而一部分患者选择了尝试互联网医疗服务。在此过程中，患者就医习惯是否会发生变化？在疫情得到控制之后，患者对线上服务的需求是否会持续？为回答上述问题，本章研究了新冠疫情冲击对中国患者线上就医需求的影响。

中国所经受新冠疫情冲击的强度具有独特的时间分布与空间分布：2020年的第一季度，中国多数城市都受到了新冠疫情的冲击（后文将这一阶段的疫情传播称为"第一波疫情"），而各地新冠疫情确诊病例数存在明显的差异；随着政府采取有力的措施，新冠病毒在中国内地的传播得到了较好的控制，2020年的第二至第四季度，只有少数城市出现了新增本土病例。这样的时空分布特征有助于探究新冠疫情冲击在较长时期内对患者需求产生的动态影响。

本章使用好大夫在线平台约880万条在线问诊的详细交易订单数据，结合使用非参数化和参数化的事件分析法模型，研究了新冠疫情冲击对患者线上就医需求的影响。通过分析在2019年7月至2020年12月之间患者在线问诊服务量变化（所有交易订单加总到城市—星期层面，覆盖中国324个城市、78个星期）和各城市在第一波疫情中累计确诊新冠病例数差异的关系，发现新冠疫情冲击增大了患者线上就医需求，并且这一效应具有持续性。具体而言，如果一个城市的累计确诊病例数增加10%，则其在2020年第一季度的在线问诊量增加0.42%，到第四季度仍有0.36%的增加。这意味着，如果一个城市在第一波疫情中额外增加200例确诊病例，则该城市在2020年第一季度的在线问诊量将增加3.2%，而到2020年底依然有2.8%的增加。对老用户（疫情前已经使用过好大夫在线平台的用户）产生的效应在2020年的第一季度能解释所有边际效应的38.6%，而第四季度能解释27.1%。

本章还发现新冠疫情冲击对患者线上就医需求的影响在医生科室、政策干预时间长度以及患者所在地数字可及性间存在异质性。首先，远程医疗在不同科室的适应性和成本效益各不相同，可能影响到患者的远程医疗服务使用（Shigekawa，2018；Patel et al.，2021）。因此本章检验了在不同科室所产生效应的差异，发现在内科、妇产科和皮肤科等相对适合远程医疗的科室，新冠疫情冲击效应的量级和持久性都更强，而对于外科、牙科等难以用远程医疗替代线下服务的科室，这一效应相对较弱。其次，除对病毒本身的恐惧以外，政策干预也会通过减少人口流动而减少线下医疗服务的使用（Fang et al.，2020；Cantor et al.，2022）。更长时间的政策干预，可能会强化患者新形成的就医习惯，本章也发现了在政策干预时间更长的城市，疫情冲击的效应更加持久。最后，面对疫情冲击，患者可以采用互联网技术来减弱疫情对其产生的负面影响，但数字鸿沟可能阻碍患者采用互联网技术，从而造成更大的不公平（Dorsey and Topol，2020；Patel et al.，2021；Ramsetty and Adams，2020；Saka et al.，2021）。本章使用每个城市的移动用户普及率来测量数字可及性，发现虽然在第一波疫情中，高可及性和低可及性地区的患者线上就医需求都有所增长，但这种增长在低可及性分组中很快便消失，意味着数字鸿沟所致不公平的分配效应可能会延续到疫情得到控制之后。

本章通过排除三个可能的替代解释，将所观测到的患者线上就医需求的持续变化归因于患者就医习惯的改变。首先被排除的解释是新冠疫情冲击使得部分地区线上医疗服务供给长期增加、医疗服务价格长期下降，从而造成患者在线问诊量增加。在第一波疫情期间，全国各地有大量医生在好大夫在线平台注册，这些医生会服务来自全国的患者，而不会针对特定地区增加服务供给。换言之，全国各地的患者不论其所在城市区位，都可以接触到这些新注册医生，不会出现疫情更重的城市线上医疗服务供给量增加更多现象。即便患者可能在互联网上偏好本地的医生，本章通过检验发现，在疫情更重的地区新注册医生数量没有显著地增加、线上就医服务价格也没有显著地下降。由此可知，线上医疗服务供给增加不能解释本章所观测到的效应。第二个被排除的解释是新冠疫情冲击通过直接（后遗症）或者间接（耽误治疗）的方式造成居民健康持续恶化，增大了医疗服务需求，从而使患者线上医疗服务需求持续增长。但是因为中国每个城市平均的累计确诊病例数并不高，且绝大多数病例都出现在少数城市，后遗症对居民健康水平的影响较小，所以后遗症不太可能影响本研究的结果。同时，基于中国家庭追踪调查（CFPS）的数据分析表明，在 2020 年疫情得到控制之后，受疫情冲击更大地区居民的身体和心理健康水平并没有变得更差。因此，本研究所观测的效应也不太可能来自居民健康的长期恶化。第三个被排除的解释是中国采取的防控政策造成线下就医可及性持续受限，患者线下医疗服务需求长期无法得到满足，从而造成患者线上问诊量持续增加。然而，线下医院诊疗人次数在 2020 年下半年已经回到了 2019 年同期水平，而且医院诊疗人次数的增长率与第一波疫情冲击强度没有相关性。因此，线下就医可及性持续受限也不能解释本研究所发现的效应。排除以上可能的解释后，本章所观测到新冠疫情冲击造成患者线上就医需求增加的效应，应该主要归于患者就医习惯的改变。

相比于以往的研究，本研究具有以下贡献。首先，本研究丰富了关于新冠疫情如何改变个体行为的讨论。许多研究讨论了个体如何应对疫情、其行为发生哪些变化（例如，Baker et al. , 2020；Bounie et al. , 2020；Chang and Meyerhoefer, 2021；Chen et al. , 2021a；Eger et al. , 2021），但少有研究讨论这些行为改变在长期呈现何种发展趋势，更缺少实证研究（Kirk and Rifkin, 2020；Sheth, 2020；Zwanka and Buff, 2021）。本文的实证结果揭示了患者线上就医行为的转变可能具有长期性，而这种变化的持久性可能受到很多因素的影响，包括互联网医疗在不同科室的成本效益、政策干预的时间长度和数字可及性等。

其次，本研究也补充了短期冲击产生持久影响的现实证据。基于习惯转变和相关理论的预测，一系列研究关注了短期的冲击、实验、激励如何持久地改变个体行为（Larcom et al. , 2017；Loewenstein et al. , 2016；Schaner, 2018）。本文的分析表明，新冠疫情的短期冲击使得居民在疫情中增长的线上就医需求延续到了疫情得到控制之后，而这种转变更可能来自患者自身就医习惯的变化。

同时，本研究也为理解新冠疫情如何影响远程医疗服务的发展提供了证据和信息。虽然相关文献已探讨过，远程医疗在应对疫情时的作用（例如，Hollander and Carr，2020；Patel et al.，2021；Wosik et al.，2020），但目前少有实证研究来探究在疫情得到控制之后，患者对远程医疗的使用情况。目前最相关的研究是 Zeltzer et al.（2021），该文发现在新冠疫情得到控制之后，远程医疗的使用仍会持续，主要原因是疫情增大了医生的服务供给，使得远程医疗服务变得更加可及。本章的研究与之互为补充，发现新冠疫情可能也在长期改变患者的线上就医习惯：即便在医生的供给没有出现相应的增加时，患者的需求也会持续增长，对远程医疗的使用也会持续增加。

最后，本研究也为理解远程医疗的适应性和成本效益补充了证据。已有研究讨论过远程医疗在不同场景中多大程度上可以替代线下面诊服务（Shigekawa et al.，2018；Li et al.，2021），而 Patel et al.（2021）进一步指出在新冠疫情发生时，远程医疗服务量的变化可能与远程医疗在不同科室的成本效益存在一定的关联性。本研究则进一步表明，不同科室的成本效益不仅可能影响到疫情中的远程医疗服务使用，还可能对远程医疗服务使用产生持久的差异。

第二节　新冠疫情冲击的经济学研究概览

一　新冠疫情冲击对个体行为和需求的影响研究

新冠疫情冲击对于社会经济产生了巨大的影响，使得个体一系列行为发生了改变。

疫情冲击首先改变了人口的流动。Goolsbee and Syverson（2021）使用美国 4500 万手机用户的数据，分析了新冠疫情和相关政策对个体出行的影响，并且区分了由政府干预政策产生的效应和由个人防护行为产生的效应。该文发现，疫情期间个体出行率下降了约 60%，政府干预政策只能解释其中的 7 个百分点，而且个体行为在干预政策实施之前已经开始发生变化。因此，研究新冠疫情对个体行为产生的直接影响是十分重要的。

随着人口流动受限，家户和个人的收入受到影响，进而个体的消费也发生了变化。Chen et al.（2021a）使用中国 214 个城市的银行交易数据进行分析，发现在疫情突发之后的 12 周内，线下消费量下降了 32%，相当于每个城市减少了 1857 万元人民币，这种效应在餐饮娱乐和旅游行业最为明显。Baker et al.（2020）使用美国一家非营利金融科技公司的数据进行分析，发现在美国疫情暴发早期，个体支出先是增加 40% 以上，随后又相比疫情前下降 25%~30%；相关效应在发布了居家令的州更加明显，而且有子女的家庭、现金流动性较低的家庭消费下降得更加明显。

由于线下的活动受到限制，居民对线上服务的使用和线上商品购买也有所增加。Bounie et al.（2020）使用来自法国的银行卡交易数据分析消费者行为，发现个体用网上购物替代了一部分线下交易，一定意义上弥补了总消费的下降。Chang and Meyerhoefer（2021）则基于台湾地区一家在线农产品平台的交易数据分析了居民对在线购物的需求，每发现一例确诊病例将会使得平台线上额增加 5.7%、客户数量增长 4.9%。Bacher-Hicks et al.（2021）基于在线搜索数据的分析，发现新冠疫情期间美国家庭对"在线学习"关键词的搜索量翻倍，而收入更高、网络可及性更高的群体增大得更多。这意味着新冠疫情增大了居民对在线学习资源的需求，而疫情可能进一步拉大了不同社会经济地位的群体在教育方面的差距。

总体而言，相关文献从不同视角对个体行为进行了分析，发现疫情及相关政策会使得个体转向在线服务、购买在线商品。但是，这些文献只提供了疫情期间的证据，没有对个体行为变化的持续性进行深入研究。

因此，本文将重点分析新冠疫情冲击对个体行为和需求产生的持续影响。

二　新冠疫情冲击与远程医疗使用影响的研究

新冠疫情在全球暴发之后，越来越多的研究开始讨论远程医疗在应对新冠疫情、保持医疗服务连续性方面的作用。Hollander and Carr（2020）指出，在突发灾害和暴发传染病的时候，远程医疗可以延伸医疗机构的服务范围，可以帮助医生提前判断患者的病情严重程度，减少医疗服务的挤兑。Monaghesh and Hajizadeh（2020）通过梳理文献，指出远程医疗有助于降低就诊过程中的疾病传播风险；在传染病大流行的背景下，远程医疗有利于促进医生和患者之间的沟通，从而保持医疗服务的连续性。Wosik et al.（2020）分别针对居家防护期间的门诊服务、新冠疫情造成医院服务使用量激增和疫情得到控制后的恢复过程这三个阶段进行讨论，描述了远程医疗在医疗服务体系转型的三个阶段所扮演的角色。

一些研究从患者使用的角度提供了现实证据。Cantor et al.（2022）基于美国医保报销数据和移动用户数据，发现新冠疫情和相关政策减少了居民对线下医疗服务的使用，增大了对远程医疗服务的使用。该文发现，居家令使得线下就诊量下降了10%，而远程医疗服务使用量增大了53%；但总体而言，远程服务只抵消了线下减少量的48%。Patel et al.（2021）则利用2020年1~6月美国商业保险和老人医疗补充保险的报销数据，分析了使用远程医疗进行问诊患者的特征和变化趋势，发现每周在线问诊量相比疫情前增加了23倍；而在贫困率更高的社区，使用远程医疗的概率较小。在线上线下的所有服务中，内分泌科有68%通过远程医疗提供，而眼科只有9%。常见病中抑郁症患者有53%通过远程问诊，而青光眼患者只有3%通过远程问诊；对于这些常见病，远程问诊增加得越多，总问诊量下降得越少。这在一定程度上体现了线上服务对线下服务的替代。

随着疫情得到一定控制，一些学者也开始展望远程医疗在疫情防控新阶段的发展。Dorsey and Topol（2020）预测，远程医疗将会从医院拓展到家庭和个人、将会与线下面诊逐渐融合、将会从高收入国家扩展到低收入国家。Cutler et al.（2020）则指出，美国在疫情中出现了远程医疗使用量的激增，但这种转变的持续性有待验证。远程医疗服务的应用也面临一些瓶颈，Smith et al.（2020）通过梳理文献，认为医患对远程医疗的接受程度不高、医疗保险报销限制、医疗服务体系缺少整体衔接等因素将会制约远程医疗服务的应用范围。目前，仅有 Zeltzer et al.（2021）提供了现实证据。该文使用以色列一家非营利健康维护组织（Health Maintenance Organization，HMO）的数据，利用该国在 2020 年 4 月之后短暂解封作为切入点，分析新冠疫情得到控制后，患者对远程问诊的使用。该文发现，新冠疫情使得更多医生提供远程医疗服务，而供方的变化使得基本医疗问诊量增大了 3.5%，但每个患者每个病程的费用下降了 5%，因而总费用略有下降。通过进一步分析发现，远程医疗略微降低处方量、增大随访量，而没有增大误诊率、没有降低医疗服务质量。

总体而言，相关文献对患者在疫情中如何使用远程医疗进行了较为详尽的研究，但是相关数据大多来自发达国家（尤其是美国），较少有对发展中国家的分析。同时，由于各国控制新冠疫情的能力和阶段不同，多数研究着眼于疫情中的分析，而缺少疫情受到控制之后患者使用的现实证据。Zeltzer et al.（2021）从供方变化的视角研究了远程医疗服务使用的潜在长期影响，没有测算患者自身需求的变化。本文将从患者需求的视角，分析新冠疫情在中国的短期冲击，如何影响患者在疫情受控之后的线上就医需求。

第三节　新冠疫情冲击的背景和中国
互联网医疗市场的发展

中国所经历新冠疫情冲击的模式和互联网医疗市场发展的格局为本研

究提供了窗口和机会。首先，中国不同城市所受新冠疫情冲击的严重程度不同，因此本文可以借用新冠疫情冲击的地区差异（隐含患者被迫尝试线上就医的程度），研究疫情对线上就医使用的影响。其次，政府采取有效措施，迅速控制住新冠疫情在中国本土的传播，并且在 2020 年第二到第四季度经历了一个较长时间相对正常的阶段。这一模式有利于研究新冠疫情冲击在疫情得到控制之后所产生的持续效应。最后，中国互联网医疗市场虽然在疫情前已经有快速发展，但尚未达到市场饱和点，因而存在患者线上就医需求长期增长的理论可能性。

一　2020 年中国经受新冠疫情冲击的背景

2020 年 4~12 月，世界各国受到新冠疫情的多次冲击，而中国只有少数城市出现了本土病例，其范围也相对可控。随着新冠疫情在中国本土得到控制，政府逐渐放松了相关干预政策，人口流动逐渐恢复到疫情前的情况，线下医疗服务的可及性也逐渐恢复（Chen et al.，2021b）。

从新冠疫情突发至大规模接种疫苗之前，中国先后采取了多种非药物干预措施，包括主动筛查病例、管理确诊病例、筛查管控密接、限制出入境、常态化对重点场所进行监测、要求佩戴口罩、限制国内交通、保持社交距离和进行健康宣传（Tang and Li，2021）。在疫情突发初期，中国同时采取了以上所有类型的措施；随着疫情得到控制，中国政府逐步解除了部分相关措施，转向"外防输入、内防反弹"的常态化防控。此后，各城市基于本地疫情传播的风险等级，采取相应的防控措施：中高风险地区的干预政策与早期的干预相似，居民出行在短期内会受到一定限制；低风险地区对居民出行和社交距离的管控相对较少，主要是少部分潜在高风险人群出行会受限（Tang and Li，2021）。高风险地区连续 14 天新增（本土）确诊病例不超过 10 例且未发生聚集性疫情，则可以申请降低为中风险地区；中风险地区连续 14 天无新增本土确诊病例，则可以申请降低为低风险地区。2020 年下半年，中国绝大多数地区为低风险地区，居民流动已经逐步恢复至正常水平；2020 年末，国内航班出行量基本回到疫情突发前的水平（Tang and Li，2021）。

本研究重点关注了各城市的新冠肺炎累计确诊病例数（而非封城等干预政策），是因为即便政府没有采取严格的干预政策，出于对新冠疫情的恐惧等原因，居民也会做出行为调整（Fang et al.，2020；Goolsbee and Syverson，2021）。本文使用的新冠确诊病例数来自丁香园网站（dxy.cn）。丁香园收集中国疾病预防控制中心公布的数据，形成了每个城市每天新增确诊新冠病例数的数据集。该数据集区分了本土病例和境外输入病例：中国执行了至少 14 天的入境隔离政策，绝大多数输入性病例在隔离期间已经被筛查出来，未与本地居民产生任何接触（Tu et al.，2021），因而本研究只使用本土确诊病例数。同时，本文参照 Qi et al.（2022）的研究，加总到城市—星期层面，以避免每日新增病例的波动所造成的误差。

图 4-1 呈现的是每个星期全国新增确诊病例数。其中第四周的虚线代表武汉封城的时间，右上角子图表示的是第 13 周及之后的各周新增确诊病例数。在第一波疫情中，每周新增确诊病例数以千计，而自 4 月起（第 13 周开始）较少有新增本土新冠病例；虽然绝大多数病例都集中在湖北省（尤其是武汉市），但其他省份在第一波疫情中也或多或少受到了冲击。

从 2020 年全年来看，中国的大多数城市第一季度都受到了疫情冲击，离湖北省、武汉市越近的省份受到的冲击越大、累计确诊新冠病例数越多。2020 年的第二至第四季度，只有极少数城市再次出现新冠确诊病例。本文将利用不同地区确诊病例数的差异来衡量其所受新冠疫情冲击程度的大小，从而研究新冠疫情冲击对患者线上就医需求所产生的影响。

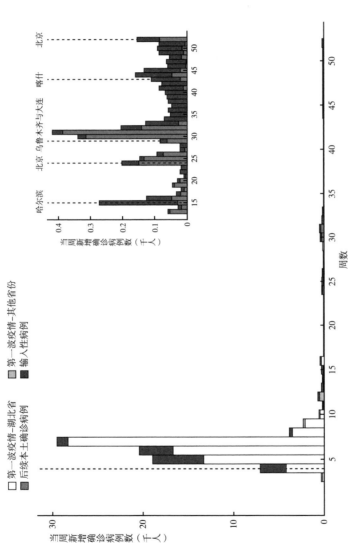

图 4–1 2020 年中国各周新增确诊病例数特征

注：数据来自丁香园网站（dyx.cn）。汇总的分城市新增确诊病例数，作者将原始数据加总到星期层面。横轴表示 2020 年第几周（一共 52 周），纵轴表示该周新增的确诊病例数（单位为千人）；其中第 4 周为武汉开始封城。右上方小图为第 13 周（第一波疫情结束）至第 52 周数据的放大展示。

二　互联网医疗市场发展

在新冠疫情突发之前，中国的互联网医疗市场已经在快速发展，但患者对于线上医疗服务的使用和接受程度有限，并未达到市场饱和点。在过去 10 年间，大量的公立和商业第三方互联网医疗平台涌现，提供包括在线问诊、预约挂号、在线售药在内的多种远程医疗服务。由公立医院运营的互联网医疗平台面临着管理水平、技术水平、基础设施、政府政策等多方面的约束，因而患者在疫情前和疫情后使用公立平台的线上医疗服务都相对有限（国家远程医疗与互联网医学中心，2021）。与之相比，第三方平台不仅活跃用户数量更多，而且涉及用户范围更广，覆盖了全国大多数城市（Fastdata，2021）。因此，本研究主要使用第三方互联网医疗平台的数据研究疫情对患者线上就医需求的影响。

本研究主要使用好大夫在线平台的交易订单数据。好大夫在线成立于 2006 年，经过十多年的发展，已经成为中国最大的互联网医疗平台之一（Fastdata，2021）。截至 2019 年 6 月，已经有超过 21 万来自公立医院的医生在该平台注册，并提供图文问诊、在线电话咨询和预约挂号服务中的至少一种。

好大夫平台上的医生大多为公立医院医生：他们在公立医院工作，同时以个人的身份与平台签约，提供线上服务。医生在平台上开设个人主页，展示专业背景、所属医院、患者评价和热度评分信息。医生可以自主为在线服务设定价格，并基于事前签订的协议与平台分配在线问诊的收入。2020 年在线问诊的平均收费约为 65 元，略高于公立医院的门诊收费。

好大夫平台提供了一个相对适合研究患者需求的场景，有利于开展本章的研究。首先，患者在平台上可以选择来自全国各地的医生，并且全额自付费用发起在线问诊，不受报销政策和转诊政策的影响。同时，平台记录了患者所发起的所有在线问诊订单（包括医生接诊的订单和拒绝接诊的订单）。这两个特征有利于更好地刻画患者的需求，并且减少由医生供给和政府政策所带来的干扰。

在新冠疫情前后，好大夫平台上的患者就医需求变化趋势与中国互联网医疗市场需求变化趋势有一定相似性，图 4-2 展示了中国互联网医疗市场的

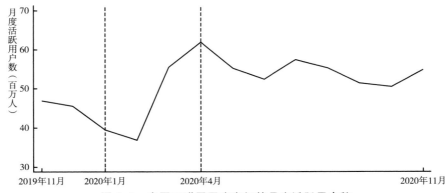

图 4-2 中国互联网医疗市场的月度活跃用户数

注：数据来自 Fastdata（2021），作者基于原始数据重新绘图。横轴为月份，覆盖 2019 年 11 月至 2020 年 11 月；纵轴为互联网医疗市场的月度活跃用户数，单位为百万人。图中两条虚线分别表示第一波疫情在中国的起止时间。

月度活跃用户数。如图所示，互联网医疗市场的月活用户数在第一波疫情中大幅增加，虽然在 4 月之后略有回落，但始终高于 2019 年的同期水平。

图 4-3 展示了好大夫平台月度在线问诊服务总量随时间变化的趋势。好大夫平台患者在线问诊使用量的变化模式与互联网医疗市场整体的月度活跃用户数的变化模式相似：好大夫平台的在线问诊总量在第一波疫情中

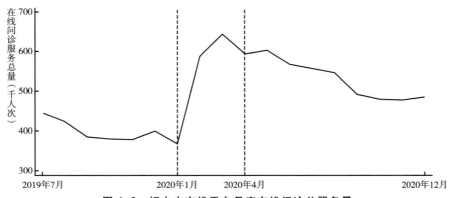

图 4-3 好大夫在线平台月度在线问诊总服务量

注：数据来自好大夫在线平台，作者基于交易订单数据计算、绘图。横轴为月份，覆盖 2019 年 7 月至 2020 年 12 月；纵轴为该平台月度在线问诊服务总量，单位为千人次。图中两条虚线分别表示第一波疫情在中国的起止时间。

也有大幅增长，并且在疫情得到控制后逐步回落。考虑到疫情后大量互联网医疗平台进入市场，可能会从既有平台中分流一部分用户，因而本研究所估计的新冠疫情冲击对患者线上就医需求的影响，可能会是低估的结果。

需要注意的是，政府政策和平台行为也可能影响患者的线上就医需求（尤其是在第一波疫情中）。中国的卫生部门在第一波疫情中和疫情得到控制之后发布了一系列关于促进互联网医疗服务的政策，明确了公立互联网医疗平台线上就医服务的报销规则，并扩大了这些平台诊疗和开药的覆盖范围；但是，在好大夫在线等第三方医疗平台进行的问诊和咨询，目前暂不能获得社会医疗保险报销，因而政府的报销政策不会影响本文的研究结论。此外，一些平台在第一波疫情中通过给予补贴鼓励签约医生提供免费的服务，这些补贴不会针对疫情更重的地区，而且在疫情得到控制之后也没有持续，因而不会直接影响到本文的研究结论。本文只使用付费问诊数据来衡量患者需求的变化，如果一部分患者使用线上就医服务时策略性地选用免费服务，那么本文所估计的效应也应当是低估的结果。

第四节　平台数据和实证策略

一　数据介绍

本章使用 2019 年 7 月至 2020 年 12 月的 880 万条付费在线问诊订单数据，该数据集记录了患者在省市层面的位置信息以及发起问诊的时间，因而可以利用新冠疫情冲击的时空特征来研究疫情对患者线上就医需求的影响。同时，该数据集也涵盖了关于医生的详尽信息，包括其所属医院、科室、职称、热度评分、注册时间等。需要说明的是，虽然原始数据集也覆盖了 2018 年 1 月至 2019 年 6 月，但是好大夫平台在 2019 年 6 月进行了一定业务调整，而本章所使用的估计方法难以控制 2019 年 6 月及之前的数据中业务调整所造成的干扰。因此，本章未使用这段时期的数据。

本章在基准回归分析时基于患者所在城市位置和发起问诊的时间，将交易订单数据加总到了城市—星期层面，得到了本章被解释变量（每个城市每周患者发起在线问诊的总量）；在排除医生线上供给的影响之后，这一指标反映不同时期和地区的患者线上就医需求。在后文的分析中，本研究也根据实际需要计算了每个城市新老用户、不同科室的每周在线问诊总量。为了分析供方因素所造成的影响，本文基于医生注册时间和医生所在城市计算了各城市每周在好大夫在线平台新注册的医生数量。

为了探究政策因素的影响，本章从新闻、公告收集了一些重要的政策信息，尤其是宣布重大突发公共卫生事件一级响应的起止日期。在分析第一波疫情受控之后居民健康状态的变化时，本章使用 2016 年、2018 年和 2020 年中国家庭追踪调查（China Family Panel Studies，简称 CFPS）构造了基于个体的平衡面板，使用其中的自评健康、"过去两周身体是否不适"、"半年内是否有慢性疾病"、抑郁自评量表得分（CES-D8）等作为被解释变量。

表 4-1　关键变量的描述性统计（城市—星期层面）

变量	样本量	均值	标准差	最小值	最大值
Panel A：在线问诊量（人次）					
在线问诊（总计）	25272	342.34	725.92	0	14812
图文问诊	25272	233.54	507.60	0	10990
电话咨询	25272	57.19	120.15	0	2421
分科室					
内科	25272	48.94	99.57	0	2658
外科	25272	70.26	137.45	0	2495
妇产科	25272	32.34	76.13	0	1382
儿科	25272	50.27	103.96	0	1974
皮肤科	25272	29.88	74.71	0	1526
口腔科	25272	3.84	11.98	0	267
Panel B：新冠病例数（例）					
第一波疫情累计确诊病例数	324	259.17	2811.45	1	50008

注：表里将原始交易订单加总到城市—星期层面，共 324 个城市、78 周。本章分析仅使用了付费在线问诊（图文问诊和电话咨询）的数据，而没有纳入免费问诊、预约挂号的数据。

表 4-1 反映的是城市—星期层面的关键变量的描述性统计。本章分析使用的城市数量为 324 个，覆盖了 78 周①。Panel A 汇报了各城市每周在线问诊总服务量的分布特征（均值、标准差、最小值和最大值），并按照服务类型、科室汇报了详细特征。在样本期间内，每个城市每周平均的在线问诊服务量为 342.34，其中图文问诊为 233.54，电话咨询为 57.19，分别占总数的 68.2% 和 16.7%（其余为无法归类的追问包）。内科、外科、妇产科、儿科、皮肤科和口腔科均值分别为 48.94、70.26、32.34、50.27、29.88 和 3.84，六个科室的问诊量占到了所有问诊量的 68.8%。Panel B 汇报的是各个城市在第一波疫情中累计确诊本土新冠病例数，其均值为 259.17。前文已经介绍过，由于绝大多数输入性病例在入境隔离期间已经被发现、隔离，对中国本土居民生活的影响较小，因而本文衡量疫情冲击严重程度时没有使用输入性病例。

在第一波疫情期间，受到疫情冲击严重的地区，线下医疗服务减少越

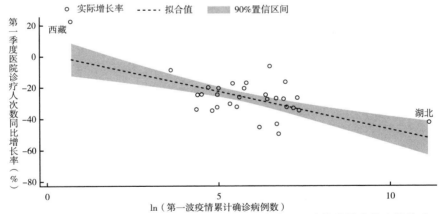

图 4-4　新冠疫情冲击与各省份 2020 年第一季度线下医院就诊量变化率的关系

注：原始数据来自国家卫生健康委员会官网，样本在省—月份层面；作者按季度汇总计算并绘图。横轴为各省份在第一波疫情中累计确诊病例数的自然对数，纵轴为各省份患者在 2020 年第一季度线下医院诊疗人次数的同比增长率。

---

① 本章一共收集了 363 个城市（直辖市、副省级城市、地级市和地区、县级市）的信息，但有 39 个城市在第一波疫情中没有确诊病例数。这些城市一般是小城市，在线问诊量也较低；由于未受疫情冲击，与其他城市可比性也较低，因而在基准设定中没有纳入这 39 个城市。后续稳健性检验表明，是否纳入这 39 个城市并不影响本章的结论。

多、线上医疗服务增加越多。图 4-4 反映的是新冠疫情冲击强度与医院服务使用量变化率的相关性。如图所示，除西藏以外，各省区市 2020 年第一季度的线下医院诊疗人次数同比都有下降，下降幅度最多的约 50%。在第一波疫情中累计确诊新冠病例数越多的省份，则 2020 年第一季度该省份线下医院诊疗人次数下降越多。[1]

图 4-5 反映的则是新冠疫情冲击强度与在线问诊量变化率之间的相关性。如图所示，多数省份在 2020 年第一季度，在线问诊量都出现了明显的同比增长，最多的增加约 60%。在第一波疫情中累计确诊新冠病例数越多的省份，则 2020 年第一季度该省份在线问诊量增加得越多。因此，线下医院诊疗人次数的同比增长与疫情冲击强度呈负相关关系，而各省份第一季度在线问诊服务量的同比增长与新冠疫情严重程度呈正相关关系。这两个相关性暗示了当新冠疫情冲击患者所在城市时，其线下就医的可及性下降，因而更多患者选择通过互联网进行线上就医。

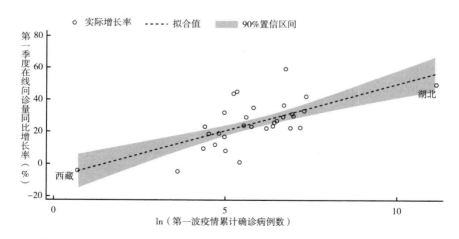

图 4-5　新冠疫情冲击与各省份 2020 年第一季度在线问诊量变化率的关系

注：数据来自好大夫在线平台，作者基于交易订单数据计算、绘图。为与图 4-4 更可比，样本加总到了省级层面。横轴为各省份在第一波疫情中累计确诊病例数的自然对数，纵轴为各省份患者在 2020 年第一季度在线问诊量的同比增长率。

---

[1]　图 4-4 和图 4-5 剔除西藏和湖北之后，相关关系依然存在。

二 实证策略

在实证策略方面,本章借鉴 Dobkin et al.(2018)的思路,结合使用了非参数化和参数化的事件分析法模型。在分析新冠疫情冲击对不同时期造成的效应时,非参数化的事件分析法模型有助于分析疫情冲击前、冲击中、冲击后不同时期的动态效应,得出事前趋势的模式和效应估计的加总方法。基于非参数估计所发现的模式,将参数化的事件分析法模型纳入线性的事前趋势项,并按季度估计平均效应,从而更好地估计效应的量级和统计显著性。

(一)非参数化的事件分析法模型

本章使用非参数化的事件分析法模型估计新冠疫情冲击在不同时期("相对时间期数")对在线问诊使用量所产生的影响,其基准设定形式如下:

$$\ln(y_{ct}) = \alpha + \sum_{\tau=-15,\tau\neq-3}^{48}\beta_\tau \ln(intensity_c) \times 1(\tau = t - Time\ of\ outbreak)$$
$$+ \gamma X_{ct} + \mu_c + \xi_t + \nu_{prov} \times t + \in_{ct} \tag{4-1}$$

被解释变量 y_{ct} 代表各城市每周在线问诊总量,关键自变量 $intensity_c$ 代表该城市受到疫情冲击的严重程度,以其在第一波疫情中的累计确诊新冠病例数衡量。由于有极少数城市—星期没有在线问诊,以上两个变量在取自然对数之前加上了 1。1($\tau = t - Time\ of\ outbreak$)为一系列代表时期的虚拟变量,如果该星期正好为中国遭受新冠疫情冲击①起算的第 τ 周,则该变量取值为 1,否则为 0。用该城市累计确诊病例数的对数值减去均值之后,与上述一系列的虚拟变量进行交互,可以估计疫情不同冲击强度在不同时期的边际影响。X_{ct} 表示控制变量,在基准设定中表示该城市是否在 2020 年的 4 月之后再次受到本土疫情的冲击。为了控制其他潜在因素的干扰(例如季节效应、疫情前不同地区的使用和发展趋势的差异等),本章在分析时控制了逐周(年—星期)

---

① 本章以 2020 年第四周(武汉封城)作为中国遭受新冠冲击第 0 周,80% 的城市在该周出现了首例新冠肺炎确诊病例。如果使用各城市实际出现首例新冠肺炎确诊病例的日期作为第 0 周,估计所得的结果与本章现有设定所得结果基本相同。

固定效应 ξ_t，城市固定效应 μ_c 和省级线性趋势 $\nu_{prov} \times t$[①]。由此，不随时间改变的城市层面价格水平将会被固定效应所吸收。基准设定根据每个城市 2018 年的全年在线问诊总量进行加权，标准误聚类在"省—周"层面。

关键自变量的影响系数为 β_τ（$\tau = -15, \cdots -4, -2, \cdots, 48$），表示相对于被省略的基准组，疫情冲击在某个特定时期带来的变化。需要说明的是，非参数化模型使用 $\tau = -3$ 作为基准组[②]，这是因为有关新冠病毒的消息在 2020 年的 1 月初已经在互联网上传播，人们可能在该城市真正受到疫情冲击之前，就有所预判、提前采取了行动（Goodman-Bacon and Marcus，2020；Qi et al.，2022）。在绘制非参数化估计结果的图片时，为简便起见，本章只呈现了疫情突发前 15 周和突发后 48 周的动态效应；早于 $\tau = -15$ 和晚于 $\tau = 48$ 的效应被合并进了 $\tau = -15$ 和 $\tau = 48$ 的效应[③]。值得注意的是，由于 $ln(intensity_c)$ 在取交互项之前减去了平均值，因而 β_τ 代表的是在平均疫情冲击强度基础上的边际效应。

（二）参数化的事件分析法模型

参数化的事件分析法模型建立在前文使用非参数化的事件分析法模型估计所得结果的基础上，控制了与冲击程度有关的事前趋势项，并按季度汇总估计的边际效应。模型的基准设定如下：

$$\ln(y_{ct}) = \alpha + \sum_{q=2020Q1}^{2020Q4} \beta_q \ln(intensity_c) \times 1(q_t = q) + \beta_{Trend} \ln(intensity_c)$$
$$\times \tau_{ct} + \gamma X_{ct} + \mu_c + \xi_t + \nu_{prov} \times t + \in_{ct} \qquad (4-2)$$

被解释变量 y_{ct} 和关键自变量 $intensity_c$ 的定义与非参数化模型中的定义完全一致。虚拟变量 $1(q_t = q)$ 表示星期 t 是否在特定的季度 q 当中，而 β_q 估计的是新冠疫情冲击在 2020 年相应季度所产生的平均边际效应。τ_{ct} 表示是相对于疫情最初发生的时间，当前属于第几周；这一项与冲击程度的交互项可用以控制事前趋势，而 β_{Trend} 表示事前趋势的斜率。控制变量 X_{ct}，城市

[①] 因为城市线性趋势与参数化的事件分析法模型中的事前趋势项高度相关，本章不能进一步控制城市线性趋势，只能控制省一级的趋势项。

[②] 使用 $\tau = -1$ 作为基准组，所得结果差异不大。

[③] 即 $1(\tau = -15)$ 在 $\tau \leqslant -15$ 时都取值为 1，$1(\tau = 48)$ 在 $\tau \geqslant 48$ 亦是如此。

固定效应 μ_c，逐周固定效应 ξ_t，省级趋势 $\nu_{prov} \times t$ 都与方程（4-1）的定义相同；回归加权方式和聚类层级也与前文一致。关键自变量的系数应该解读为，当一个城市在第一波疫情的累计确诊病例数相对于平均水平增加 1% 时，该城市在线问诊服务量在 2020 年第 q 季度（相比于对事前趋势进行调整所得的事前平均水平）将会增加 β_q%。

第五节　基准结果与解读

一　新冠疫情冲击的动态效应

图 4-6 绘制的是方程（4-1）估计出的动态效应。实心点代表估计出的系数，即方程（4-1）的 β_τ；横轴代表该周相对于 2020 年第四周（武汉封城）已经过去了几周。由图可知，与平均水平相比，受到新冠疫情冲击更严重城市的在线问诊量，在最初几周出现了明显增长，而且关键自变量的

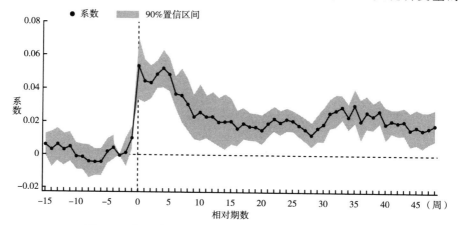

图 4-6　新冠疫情冲击对患者在线问诊使用的动态效应
（依非参数化的事件分析法模型估计结果）

注：图中呈现的是作者使用非参数化的事件分析法模型进行估计的结果。被解释变量为一个城市一周在线问诊量的自然对数。横轴表示相对最早疫情冲击的星期数，0 代表武汉封城所在的星期。回归方程控制了城市固定效应、逐周固定效应、省份趋势，标准误聚类在"省—周"层面。考虑到预期效应，此处以 -3 周为基准组。

估计系数到年底依然显著为正。正如前文所述，图 4-6 表明可能存在与新冠疫情冲击强度相关的事前趋势，这一趋势的斜率为负；如果在参数估计时不加以控制，则可能造成效应被低估。同时，新冠疫情冲击对线上服务使用量的效应在 2020 年第二季度之后有所减弱，但总体保持在相对平稳的水平；在探究疫情冲击的持久效应时，可以按季度加总并估计季度内平均的效应。

表 4-2　新冠疫情冲击对患者在线问诊使用的影响（依参数化的事件分析法模型估计结果）

样本/设定	基准设定	不加权重	图文问诊	电话咨询
被解释变量	ln（在线问诊服务量）			
	（1）	（2）	（3）	（4）
被解释变量均值	342.34	342.34	233.54	57.19
ln（累计确诊病例数）×2020 年第一季度	0.0416***	0.0505***	0.0431***	0.0577***
	(0.0060)	(0.0061)	(0.0066)	(0.0083)
ln（累计确诊病例数）×2020 年第二季度	0.0270***	0.0512***	0.0323***	0.0235***
	(0.0074)	(0.0077)	(0.0092)	(0.0083)
ln（累计确诊病例数）×2020 年第三季度	0.0346***	0.0555***	0.0438***	0.0243**
	(0.0098)	(0.0103)	(0.0122)	(0.0108)
ln（累计确诊病例数）×2020 年第四季度	0.0357***	0.0479***	0.0460***	0.0205
	(0.0120)	(0.0121)	(0.0151)	(0.0129)
ln（累计确诊病例数）×趋势项	-0.0003*	-0.0008***	-0.0005**	0.0002
	(0.0002)	(0.0002)	(0.0003)	(0.0002)
观测值	25272	25272	25272	25272

注：第（1）列为依参数化的事件分析法模型估计的基准结果，第（2）列为未根据事前使用量进行加权的结果，第（3）列和第（4）列分别为只使用图文问诊样本和只使用电话咨询样本估计所得的结果。回归中均控制了城市固定效应、逐周固定效应、省份线性趋势和是否发生后续疫情。标准误聚类在"省—周"层面。*** p<0.01，** p<0.05，* p<0.1。

根据新冠疫情动态效应的上述特点，本章使用方程（4-2）估计季度平均边际效应，结果反映在表 4-2 中。第（1）列呈现的是基准回归的结果：四个季度的效应都显著为正，表明受到第一波疫情冲击更大的城市，患者在线问诊的使用增加得更多。具体而言，若一个城市在第一波疫情中累计确诊新冠病例数增加 10%，则该城市的在线问诊量在 2020 年第一季度平均将增加 0.416%，到第四季度仍会增加 0.357%。这意味着，如果一个城市在第一波疫情中累计确诊病例数增加 200 例，则该城市患者在线问诊总量在 2020 年第一季度增加 3.2%，而到年底仍有 2.8% 的增长。事前趋势的系数显著为负，但系数量级较小，意味着可能在新冠疫情突发之前，这些受冲击更重的城市的在线问诊服务量增速低于受冲击更轻的城市，但这种差异对结果的影响较为有限。第（2）列呈现的是不使用服务量进行加权时，使用基准回归获得的结果；其估计所得系数略大于第（1）列，意味着疫情前在线问诊使用量更低的城市，受到疫情冲击后在线问诊量的增长比例更大（可能是因为基数更小）。第（3）列和第（4）列呈现了新冠疫情冲击对于患者线上图文问诊和电话咨询使用量的影响。虽然两种服务使用量受到疫情冲击后都出现了显著的增加，但疫情冲击对图文问诊使用的效应似乎更加持久。

需要注意的是，虽然本节的被解释变量为患者在线问诊总量，但后文的讨论排除了新冠疫情冲击通过供方因素对总服务量产生影响的可能，因而患者在线问诊总量的变化主要反映的是患者需求的变化。

根据本章模型的分析，新冠疫情冲击可能大幅提升线下就医成本，在冲击当期更多是直接增大老用户和潜在新用户使用线上医疗服务的概率，而在冲击之后更多是因为潜在用户和老用户的体验次数增加，从而增大了使用线上医疗服务的概率。如果这个分析成立，则可以得出推论：随着时间的推移，疫情前已经使用过好大夫在线的用户（后简称为"老用户"）对总体效应的贡献占比会逐渐变小。表 4-3 反映了由老用户和新用户（疫情前未使用过好大夫在线的用户）对总体效应的贡献占比。虽然使用老用户样本估计所得的系数与全样本估计所得的系数相似，但是由老用户发起的服务量占在线问诊总服务量的比例整体呈下降趋势。总体而言，新冠疫情冲击对老用户线上就医使用量的影响在 2020 年的第一季度解释了总效应的 38.59%，而到第四季度大约解释 27.11%；这一结果与模型推论的预测数据相一致。

表 4-3　新冠疫情冲击对患者在线问诊使用的影响：全样本和老用户

样本	所有用户 （1）	老用户 （2）
Panel A：回归结果	ln（在线问诊服务量）	
ln（累计确诊病例数）×2020 年第一季度	0.0416 ***	0.0449 ***
	（0.0060）	（0.0056）
ln（累计确诊病例数）×2020 年第二季度	0.0270 ***	0.0453 ***
	（0.0074）	（0.0073）
ln（累计确诊病例数）×2020 年第三季度	0.0346 ***	0.0446 ***
	（0.0098）	（0.0096）
ln（累计确诊病例数）×2020 年第四季度	0.0357 ***	0.0404 ***
	（0.0120）	（0.0120）
ln（累计确诊病例数）×趋势项	−0.0003 *	−0.0003
	（0.0002）	（0.0002）
观测值	25272	25272
Panel B：被解释变量均值		
2020 年第一季度	372.98	133.35
2020 年第二季度	411.61	119.55
2020 年第三季度	368.23	99.08
2020 年第四季度	339.69	81.39
Panel C：贡献占比		
2020 年第一季度	—	38.59%
2020 年第二季度	—	48.73%
2020 年第三季度	—	34.68%
2020 年第四季度	—	27.11%

　　注：第（1）列是全样本的结果，第（2）列为疫情前已经使用过好大夫在线服务的用户样本分析的结果。回归中均控制了城市固定效应、逐周固定效应、省份线性趋势和是否发生后续疫情。标准误聚类在"省—周"层面。*** p<0.01，** p<0.05，* p<0.1。老用户在特定季度的贡献占比计算公式为 $s_q = \beta_q^{previous\_user} \times volume_q^{previous\_user} / \beta_q^{all\_user} \times volume_q^{all\_user}$。

二　异质性分析

　　在疫情中和疫情后，患者的线上就医需求可能受到多种因素的影响，而呈现不同的变化趋势。这些因素可能会影响本研究的结果，因此本节对一些重要的异质性进行分析。第一，远程医疗在不同科室内替代线下面诊的能力有所不同，所以疫情冲击对不同科室患者的线上就医需求的影响可能会存在异质性（Shigekawa，2018；Patel et al.，2021）。第二，除对病毒本身的恐惧之外，干预政策也可能会改变交通和居民流动，进而改变线下医疗服务的使用量（Fang et al.，2020；Cantor et al.，2022）。如果政策干预持续的时间足够长，可能会强化患者新形成的线上就医需求，所以干预政策持续时间也会影响疫情冲击的效应，第三，由于存在数字鸿沟，人们在面对疫情时采用互联网技术来减少负面冲击的能力有所不同，这可能会扩大健康的不平等性，因此新冠疫情所产生的影响也可能因数字可及性差异而呈现异质性（Dorsey and Topol，2020；Patel et al.，2021；Ramsetty and Adams，2020；Saka et al.，2021）。因此，本节分析了新冠疫情冲击的效应在医生科室、政策干预时间长度和患者所在地数字可及性方面存在的异质性。

首先，新冠疫情冲击对不同科室患者线上就医需求产生了不同的动态效应。图4-7反映的是新冠疫情冲击对6个重要科室中患者线上就医需求的影响。这6个科室分别为内科、妇产科、皮肤科、儿科、外科和口腔科，其问诊量占好大夫在线平台在线问诊总量的70%左右，而各个科室的在线问诊服务替代线下医院就诊的能力存在较大的差异。由图可见，新冠疫情冲击使得内科、妇产科患者的线上就医需求出现了显著的增长，而且这种效应直到2020年年底依然在统计学上显著。同时，疫情冲击虽然没有立刻增大皮肤科线上就医服务的需求，但相关效应的系数在疫情后持续增长，逐渐变得显著；此前的研究发现远程医疗服务在皮肤科具有较高的成本效益比（Whited，2006；Fogel and Sarin，2017），本文皮肤科线上就医需求的变化模式与此发现一致。根据不同科室在线问诊服务替代线下医院就诊的能力，将样本分为适合远程医疗组（包括内科、妇产科、皮肤科）和不适合远程医疗组（包括儿科、外科、口腔科），以不适合远程医疗组作为基准组分析疫情冲击对不同科室患者线上就医需求影响的异质性。

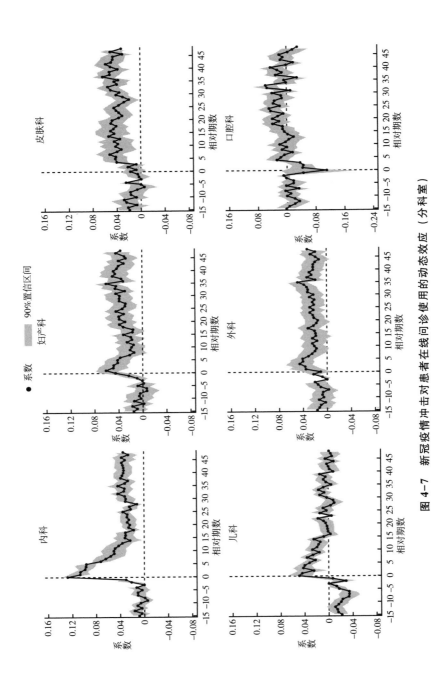

图 4-7　新冠疫情冲击对患者在线问诊使用的动态效应（分科室）

注：图中呈现的是作者分科室使用非参数化的事件分析法进行估计的结果。被解释变量为一个城市一周在线问诊用的自然对数。回归方程控制了城市固定效应、逐周固定效应、省份趋势，标准误差聚类在"省一周"层面。横轴表示相对最早疫情冲击所在城市的星期数，0代表武汉所在封城所在的星期。考虑到预期效应，此处以－3周为基准组。

表 4-4 的第（1）列反映了分科室回归的结果，交互项代表适合远程医疗的科室与基准组之间的差异。虽然新冠疫情冲击使得基准组（相对不适合远程医疗的科室）患者线上就医需求出现了显著的增加，系数为 0.0297；但这种效应在第二季度之后有所下降，到年底已经下降为 0.0175，且在统计学上不显著。交互项的系数四个季度都保持在统计学上显著，且从第一季度的 0.0234 增长到第四季度的 0.0434。这意味着新冠疫情对于患者线上就医需求产生影响的持久性可能与互联网医疗在这些科室的成本效益相关。本节的发现与 Patel et al.（2021）的发现相似，并有所拓展：该文发现，在美国经受新冠疫情冲击的早期，内分泌科和肠胃科等内科科室的远程医疗使用量增长最多，而骨科等外科科室增长最少；本节发现疫情对患者线上就医需求的影响在短期和长期都可能与不同科室远程医疗的成本效益比有一定关联。

其次，在政策干预持续时间更长的地区，新冠疫情对线上就医需求产生的影响更大、效应更持久。根据各城市处于重大突发公共卫生事件一级响应[①]的天数，可以将样本分为较短政策干预时间和较长政策干预时间两组。图 4-8 第一行的两张子图表明，虽然在 2020 年的第一季度，疫情冲击使得两组患者线上就医需求都有增加，但在第一季度之后，两组效应的持久性出现了差异：在第二季度之后，政策干预时间更长的组，其效应更持久，相关系数在年底依然显著，而在政策干预时间较短的组，疫情冲击的效应系数衰减较快，并最终变得在统计学上不显著。

表 4-4 第（2）列反映了以政策干预时间较短的组为基准组进行回归的结果，交互项代表干预时间更长的组与基准组之间的差异。基准组的系数从第一季度的 0.0217 迅速下降到第二季度的 0.0056，其后不再显著。而两组之间的差距从第一季度的 0.0198 逐渐增长到第四季度的 0.0523，表明患者线上就医的需求可能被政策干预所强化。

---

① 中国将重大突发公共卫生事件划分为四个层级，其中一级响应层级最高，四级响应层级最低。在新冠疫情突发早期，中国所有省区市均宣布突发公共卫生一级响应，接受国务院统一指挥。在此期间，各城市遭受疫情冲击的严重程度可能有差异，但受到来自上级单位相似的政策干预，因而一定程度上可以体现出政策干预的影响。

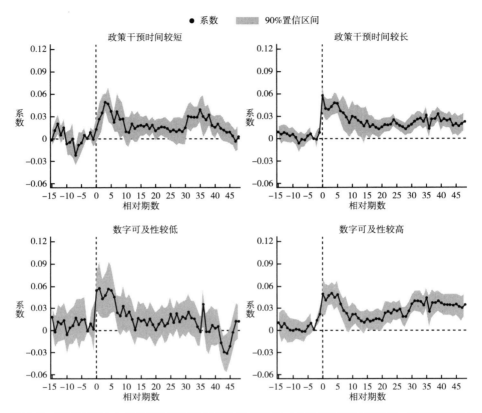

图 4-8 新冠疫情冲击对患者在线问诊使用的动态效应（分政策干预时间长度、数字可及性）

注：四张子图分别汇报了受政策干预时间较短的组、政策干预时间较长的组、数字可及性较低的组以及数字可及性较高的组进行非参数化估计的结果。被解释变量为一个城市一周在线问诊量的自然对数。回归方程控制了城市固定效应、逐周固定效应、省份趋势，标准误聚类在"省—周"层面。横轴表示相对最早疫情冲击的星期数，0 代表武汉封城所在的星期。考虑到预期效应，此处以 -3 周为基准组。

最后，患者所在地的数字可及性也可能影响到效应的持久性。根据各城市移动用户注册率，可以将样本分为低可及性和高可及性两组。图 4-8 第二行的两张子图表明，在 2020 年的第一季度，疫情冲击对两组患者线上就医需求的影响是相似的，但系数随着时间推移逐渐呈现差异：高可及性组的系数保持在较高水平，到年底依然在统计学上显著，而低可及性组的系数逐渐变小，自第二季度开始在统计学上已不再显著。表 4-4 的第（3）列反映了以数字可及性较低的组为基准组进行回归的结果，交互项表示数字可及性更高的组与基准组之间的差异。基准组的系数从第一季度的 0.0399 下降到第二季度的 0.0192，其后不再显著。而两组之间的差距从第一季度的 0.0069 逐渐增长到第四季度的 0.0459，最后这一差异在 10% 的水平上显著。有文献表明，数字鸿沟可能在疫情期间影响到居民远程医疗使用，从而扩大不平等（Patel et al.，2021；Ramsetty and Adams，2020）。本节的讨论发现，这种差异不仅在疫情中存在，更可能在疫情得到控制之后产生长远的影响。

表 4-4　新冠疫情冲击对患者在线问诊使用的异质性影响

异质性	科室	政策干预时间长度	数字可及性
被解释变量	ln（在线问诊服务量）		
	（1）	（2）	（3）
ln（累计确诊病例数）×2020 年第一季度	0.0297***	0.0217***	0.0399***
	（0.0055）	（0.0078）	（0.0115）
ln（累计确诊病例数）×2020 年第二季度	0.0169**	0.0056	0.0192
	（0.0074）	（0.0086）	（0.0137）
ln（累计确诊病例数）×2020 年第三季度	0.0226**	0.0098	0.0289
	（0.0092）	（0.0120）	（0.0180）
ln（累计确诊病例数）×2020 年第四季度	0.0175	−0.0065	0.0166
	（0.0111）	（0.0133）	（0.0218）
ln（累计确诊病例数）×2020 年第一季度×适合远程医疗（=1）	0.0234***		
	（0.0035）		
ln（累计确诊病例数）×2020 年第二季度×适合远程医疗（=1）	0.0236***		
	（0.0033）		
ln（累计确诊病例数）×2020 年第三季度×适合远程医疗（=1）	0.0301***		
	（0.0055）		
ln（累计确诊病例数）×2020 年第四季度×适合远程医疗（=1）	0.0434***		
	（0.0067）		
ln（累计确诊病例数）×2020 年第一季度×干预时间更长（=1）		0.0198*	
		（0.0109）	
ln（累计确诊病例数）×2020 年第二季度×干预时间更长（=1）		0.0238*	
		（0.0128）	
ln（累计确诊病例数）×2020 年第三季度×干预时间更长（=1）		0.0287*	
		（0.0172）	
ln（累计确诊病例数）×2020 年第四季度×干预时间更长（=1）		0.0523***	
		（0.0202）	

续表

异质性	科室	政策干预 时间长度	数字可及性
被解释变量	ln（在线问诊服务量）		
	（1）	（2）	（3）
ln（累计确诊病例数）×2020 年第一季度×数字可及性更高（=1）			0.0069
			（0.0135）
ln（累计确诊病例数）×2020 年第二季度×数字可及性更高（=1）			0.0162
			（0.0169）
ln（累计确诊病例数）×2020 年第三季度×数字可及性更高（=1）			0.0239
			（0.0224）
ln（累计确诊病例数）×2020 年第四季度×数字可及性更高（=1）			0.0459 *
			（0.0277）
ln（累计确诊病例数）×趋势项	−0.0001	0.0003	−0.0006
	（0.0002）	（0.0002）	（0.0003）
ln（累计确诊病例数）×趋势项×适合远程医疗（=1）	−0.0005 ***		
	（0.0001）		
ln（累计确诊病例数）×趋势项×干预时间更长（=1）		−0.0008 **	
		（0.0003）	
ln（累计确诊病例数）×趋势项×数字可及性更高（=1）			−0.0003
			（0.0004）
观测值	50544	25272	15756

注：第（1）列是根据科室异质性使用参数化的事件分析法模型估计的结果，第（2）列是根据政策干预时间长度进行异质性分析的结果，第（3）列是根据数字可及性进行异质性分析的结果。回归中均控制了城市固定效应、逐周固定效应、省份线性趋势和是否发生后续疫情。标准误聚类在"省—周"层面。*** $p<0.01$，** $p<0.05$，* $p<0.1$。

三 稳健性检验

表 4-5 反映的是改变样本和模型设定进行稳健性检验的结果。表 4-5 的第（1）列复制了表 4-2 所反映的结果，后续各列根据具体需要，对基准设定和基准样本进行了调整。总体而言，本文的主要结果是稳健可信的。

　　首先需要检验的是，本文所观测到新冠疫情冲击对患者线上就医需求的影响，是否只是一小部分样本造成的。第一，由于武汉市受到疫情冲击最强、政策干预强度最大，而其他城市并未受到这种强度的干预（Du et al.，2021），因此表4-5的第（2）列剔除了位于武汉的患者所发起的在线问诊，并根据基准设定进行估计，可见系数与包含武汉的样本基本相似，甚至第三、四季度的数值更大。第二，北京、上海、广州是中国最大的三个城市，其患者在好大夫平台用户中的占比较高，第（3）列剔除了来自这三个城市的样本，发现疫情影响的系数虽略有下降，但依然显著。第三，由于基准设定会排除第一波疫情中没有新冠病例的城市，而这些城市占到所有城市样本的10%，第（4）列将这些城市的在线问诊也纳入样本，可见系数几乎没有变化。因此，本文所观测的效应不太可能来自一小部分特殊的样本。

　　其次需要检验的是其他因素（如平台对特定城市进行广告宣传、跨城市人口流动、城市社会经济发展等）是否会影响本研究的结果。第一，由于好大夫在线平台在几个直辖市和副省级城市进行了广告宣传，这可能会使这些城市的在线问诊服务使用量增加，从而影响本研究的结果。第（5）列控制了好大夫在线在该城市当期进行的地铁、电梯、广告牌宣传，可见结果基本没有变化。第二，不同城市流动人口存在差异，疫情所导致的人口流动模式变化也可能会影响到一个城市线上就医总量。如果新冠疫情会导致城市人口流出（潜在线上医疗服务需求减少），则遗漏该变量将导致效应被低估。第（6）列控制了每个城市流动人口占总人口的比例，从而在一定程度上控制潜在的人口流动。可以看出相关效应的系数略有上升，与预测相一致；但由于控制流动人口的指标不够精确，本章没有直接控制流动人口数，所以相关效应可能略有低估。第三，由于不同城市本身的社会经济发展程度有所不同，互联网医疗市场发展水平也可能有差异，这也可能影响不同城市在线问诊服务使用量。第（7）列加入2019年的城市人口数和人均GDP，以控制每个城市的社会经济状况，可见相关系数比基准设定略有增加，但数量级差异不大。

表4-5 使用不同样本和模型设定依参数化的事件分析法模型估计的结果

模型/设定	基准设定	剔除武汉样本	剔除北上广样本	纳入未受冲击城市样本	控制公司的线下广告	控制流动人口占比	控制初始人口数与人均GDP	使用PPML进行估计
被解释变量	(1)	(2)	(3)	(4)	(5)	(6)	(7)	(8)
	ln(在线问诊服务量)							在线问诊服务量
ln(累计确诊病例数) ×2020年第一季度	0.0416***	0.0369***	0.0402***	0.0415***	0.0418***	0.0527***	0.0534***	0.0434***
	(0.0060)	(0.0060)	(0.0068)	(0.0056)	(0.0059)	(0.0055)	(0.0078)	(0.0058)
ln(累计确诊病例数) ×2020年第二季度	0.0270***	0.0256***	0.0274***	0.0285***	0.0281***	0.0407***	0.0452***	0.0293***
	(0.0074)	(0.0079)	(0.0073)	(0.0070)	(0.0073)	(0.0068)	(0.0088)	(0.0077)
ln(累计确诊病例数) ×2020年第三季度	0.0346***	0.0384***	0.0292***	0.0360***	0.0357***	0.0479***	0.0459***	0.0379***
	(0.0098)	(0.0105)	(0.0094)	(0.0092)	(0.0097)	(0.0092)	(0.0118)	(0.0103)
ln(累计确诊病例数) ×2020年第四季度	0.0357***	0.0406***	0.0245**	0.0369***	0.0366***	0.0472***	0.0446***	0.0409***
	(0.0120)	(0.0132)	(0.0110)	(0.0112)	(0.0118)	(0.0109)	(0.0138)	(0.0127)
ln(累计确诊病例数) ×趋势项	-0.0003*	-0.0004*	-0.0002	-0.0004*	-0.0004*	-0.0007***	-0.0010***	-0.0004**
	(0.0002)	(0.0002)	(0.0002)	(0.0002)	(0.0002)	(0.0002)	(0.0002)	(0.0002)
观测值	25272	25194	25038	28314	25272	21840	21762	25272

注：第（1）列为使用全样本进行参数化事件分析法估计的基准结果，第（2）列为剔除武汉样本估计的结果，第（3）列为剔除北上广样本估计的结果，第（4）列为纳入未受冲击城市样本估计的结果，第（5）列控制了好大夫在线是否在线下进行广告投放，第（6）列加入了流动人口占比与各周的交互项，第（7）列控制了2019年人口数、人均GDP与各周的交互项，第（8）列使用PPML进行了估计。回归中均控制了城市固定效应、周固定效应，省份线性趋势效应，省份季度效应和是否发生后续疫情。标准误差聚类在"省一周"层面。 *** p<0.01，** p<0.05，* p<0.1。

表 4-6　新冠疫情冲击对患者在线问诊使用的影响（依非参数化的事件分析法模型估计）

设定/样本 被解释变量	基准设定	剔除武汉样本	剔除北上广样本	纳入未受冲击城市样本	控制平台线下广告	控制流动人口占比	控制初始人口数与人均 GDP	使用 PPML 进行估计
	(1)	(2)	(3)	(4)	(5)	(6)	(7)	(8)
	ln（在线问诊服务量）							在线问诊服务量
ln（累计确诊病例数）×2019 年第三季度	0.0042	0.0047	0.0040	0.0046	0.0044	0.0104***	0.0165***	0.0050
	(0.0033)	(0.0039)	(0.0030)	(0.0033)	(0.0033)	(0.0030)	(0.0036)	(0.0037)
ln（累计确诊病例数）×2020 年第一季度	0.0372***	0.0319***	0.0382***	0.0379***	0.0372***	0.0445***	0.0435***	0.0378***
	(0.0045)	(0.0045)	(0.0053)	(0.0044)	(0.0045)	(0.0042)	(0.0064)	(0.0043)
ln（累计确诊病例数）×2020 年第二季度	0.0185***	0.0161***	0.0228***	0.0191***	0.0192***	0.0238***	0.0236***	0.0188***
	(0.0035)	(0.0037)	(0.0036)	(0.0035)	(0.0035)	(0.0036)	(0.0053)	(0.0036)
ln（累计确诊病例数）×2020 年第三季度	0.0220***	0.0242***	0.0220***	0.0224***	0.0226***	0.0223***	0.0125**	0.0224***
	(0.0035)	(0.0038)	(0.0036)	(0.0035)	(0.0036)	(0.0035)	(0.0050)	(0.0038)
ln（累计确诊病例数）×2020 年第四季度	0.0194***	0.0223***	0.0150***	0.0195***	0.0197***	0.0141***	0.0007	0.0208***
	(0.0037)	(0.0041)	(0.0034)	(0.0037)	(0.0037)	(0.0035)	(0.0053)	(0.0040)
观测值	25272	25194	25038	28314	25272	21840	21762	25272

注：本表使用的回归方程为 $\ln(Y_{ct}) = \sum_{q=2019Q3,\ q\neq2019Q4}^{2020Q4} \beta_q \ln(intensity_c) \times 1(q_t = q) + \gamma X_{ct} + \mu_c + \xi_t + \nu_{prov(c),t} + \epsilon_{ct}$，各季度的系数应当解释为该季度相比于 2019 年第四季度的在线问诊服务量增长比例。第（1）列为使用全样本进行估计的结果，第（2）列为剔除武汉样本估计的结果，第（3）列为剔除北上广样本估计的结果，第（4）列为纳入未受冲击城市样本估计的结果，第（5）列加入了平台线下广告投放，第（6）列控制了流动人口占比与各周同期的交互项，第（7）列控制了 2019 年人口数、人均 GDP 与 2019 年人均 GDP 与各周同期的交互项，第（8）列使用 PPML 进行了估计。回归中均控制了城市固定效应、逐周固定效应，省份线性趋势和是否发生后续疫情。标准误聚类到"省一周"层面。*** p<0.01，** p<0.05，* p<0.1。

最后需要检验的是基准模型的敏感性。为此，本文尝试了不同的模型设定。由于一个城市在线问诊量为计数值，取对数之前的方差和偏度（Skewness）较高，第（8）列使用泊松伪最大似然（Poisson pseudo-maximum-likelihood，表格中简称 PPML）重新估计了基准回归的系数，估计所得的系数与使用最小二乘法估计所得的系数基本一致。

进一步地，本节使用非参数化的估计方程，以 2019 年第四季度为基准组重新估计了基准回归，相关结果呈现在表 4-6 中。可以看出，除第（7）列以外，其余各种设定在第四季度的系数虽然数值比参数化估计的结果略低，但依然显著为正；说明基准设定估计出的效应是稳健可信的。第（7）列系数数值较小，可能是因为存在较强的事前趋势（2019 年第三季度的量级较大且显著为正），这更加佐证了使用参数化模型进行估计的合理性。

第六节　考察疫情冲击产生持久效应的其他替代性解释

本章将新冠疫情冲击对患者线上就医需求的影响解释为患者就医习惯的改变，但可能存在其他解释，影响到本章分析的结论。有三种重要的其他解释值得探讨：新冠疫情造成互联网医疗平台的供给变化、新冠疫情造成居民健康的长期恶化和线下医院就诊可及性的持续受限。本节将对这些替代解释进行检验。

一　新冠疫情对互联网医疗供给的影响

第一种可能的解释为，新冠疫情冲击可能改变医生在互联网平台上的供给，从而影响到在线医疗服务的使用量。

如图 4-9 所示，在 2020 年 1 月之前，好大夫平台每月新注册医生在 1000 人左右，但 2020 年 2 月新注册医生人数一度超过 8000 人。一种自然而然的猜测为，在新冠疫情冲击更重的城市，会有更多医生进入互联网医疗平台并增大了服务供给，激烈的竞争使得医疗服务价格下降，从而造成患者在线问诊使用量增加，那么本文所观测到的效应应该归于供给的变化。但是，中国任何一个城市的用户都可以向这些新增的医生发起在线问诊,因而全国层面新增的线上服务供给应该会导致所有城市的患者在线问诊量增加,而不能解释为何在疫情冲击更重的城市,患者在线问诊使用量增加得更多。

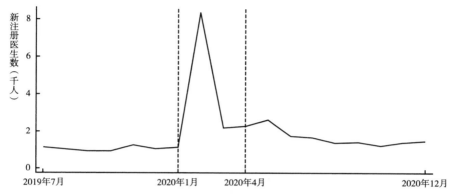

图4-9 好大夫在线平台每月新注册医生人数

注:数据来自好大夫在线平台,基于医生注册数据计算、绘图。横轴为月份,覆盖2019年7月至2020年12月;纵轴为该平台月度新增注册医生人数,单位为千人。图中两条虚线分别表示第一波疫情在中国的起止时间。

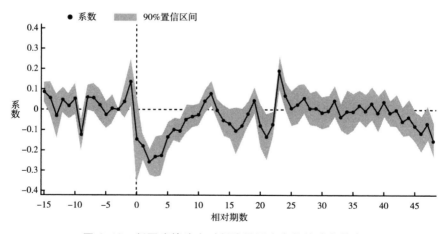

图4-10 新冠疫情冲击对新注册医生人数的动态效应

注:图中呈现的是作者使用非参数化的事件分析法模型进行估计的结果。被解释变量为一个城市一周在好大夫在线平台新注册的医生人数。回归方程控制了城市固定效应、逐周固定效应、省份趋势,标准误聚类在"省—周"层面。横轴表示相对最早疫情冲击的星期数,0代表武汉封城所在的星期。考虑到预期效应,此处以-3周为基准组。基于医生人数的分布特征,此处使用PPML进行估计。

即便患者在互联网上仍然偏好本地的医生，本研究也没有发现在疫情更严重的城市，医生的供给增加得更多、服务价格下降得更多。如图 4-10 所示，在 2020 年的第一季度，疫情冲击更严重的城市新注册医生数量相比于其他城市反而更低；在疫情得到控制之后，也没有明显的增加。因此，从线上医疗服务供给的广延边际（Extensive Margin）来看，疫情似乎并没有增大线上医疗服务供给。

此外，本文虽然没有足够的数据直接检验医生线上劳动供给的集约边际（Intensive Margin，此处指医生注册之后每周在平台上投入多少时间提供服务），但对在线问诊服务的价格进行了检验。如表 4-7 所示，新冠疫情冲击更严重的城市，无论是图文问诊还是电话咨询，其平均价格都没有显著的下降。

表 4-7 新冠疫情冲击对患者在线问诊价格的影响

样本	图文问诊	电话咨询
被解释变量	ln（患者所在城市在线问诊服务平均价格）	
	（1）	（2）
ln（累计确诊病例数）×2020 年第一季度	−0.0062	−0.0006
	（0.0038）	（0.0037）
ln（累计确诊病例数）×2020 年第二季度	−0.0041	−0.0015
	（0.0051）	（0.0062）
ln（累计确诊病例数）×2020 年第三季度	−0.0039	−0.0096
	（0.0067）	（0.0073）
ln（累计确诊病例数）×2020 年第四季度	−0.0037	−0.0059
	（0.0079）	（0.0090）
ln（累计确诊病例数）×趋势项	−0.0005 ***	−0.0002
	（0.0002）	（0.0002）
观测值	21216	19968

注：本表中被解释变量为一个城市一周在线问诊平均价格的自然对数，第（1）列为基于图文问诊服务样本估计的结果，第（2）列为基于电话咨询样本估计的结果。回归中均控制了城市固定效应、逐周固定效应、省份线性趋势和是否发生后续疫情。标准误聚类在"省—周"层面。*** p<0.01， ** p<0.05， * p<0.1。

综上所述，新冠疫情冲击造成患者线上就医使用量的增加，主要来自患者需求的增长，而不是供给的变化。

二　新冠疫情对健康水平的影响

第二种替代解释为，新冠疫情冲击直接或间接地导致了居民健康状况持续恶化，从而使医疗服务需求持续上升。这种解释的作用机制为，在新冠疫情冲击更重的城市，居民健康状况更差，就医概率更大；即便居民生病时选择线上就医的条件概率没有任何变化，在线问诊总量也会增加。在此情形下，本文所观测到的效应虽然归于需求的变化，但主要来自健康状况的变化，而非就医习惯的变化。在直接效应方面，新冠肺炎可能带来长期的后遗症，从而直接导致居民健康状况恶化（Al-Aly et al.，2021；Xiong et al.，2021）。新冠肺炎后遗症的确可能在一些国家导致医疗服务需求长期增加，但这种直接效应在本研究中不太可能起到重要作用。在本研究所使用的样本中，各城市在第一波疫情中的累计确诊病例数平均不到300例，且绝大部分出现在湖北省武汉市，后遗症不太可能影响居民整体健康状况。在稳健性检验中剔除武汉市的样本，估计系数没有变小，表明新冠疫情直接造成健康状况恶化的机制不太可能解释本研究的结果。

在间接效应方面，新冠疫情冲击可能在短期内削弱线下医疗服务可及性，耽误病人诊治，从而导致居民的健康状况在长期出现恶化。已有研究发现，新冠疫情使得一些国家线下医疗服务大量延后或者取消（例如，Lazzerini et al.，2020；Richards et al.，2020），而这种短期的延误可能会加重患者病情，使其在疫情得到控制之后产生持续的医疗服务需求增长。本部分使用中国家庭追踪调查（CFPS）的2016年、2018年和2020年的数据，构造个体平衡面板，检验了新冠疫情冲击对居民身体（自评健康、过去两周是否出现身体不适、过去半年是否患有慢性病）和心理健康状况（中国疾病预防控制中心采用的CES-D8抑郁评分）的中长期影响。如表4-8所示，在2020年第一波疫情之后，受疫情冲击更重地区居民的身体健康和心理健康并没有比其他地方更差。事实上，中国在第一波疫情中只有极少的城市出现了就医困难的情况，武汉经历的医疗挤兑在中国是一个较为特殊的个例（Du et al.，2021）。不仅如此，因为政府的干预，中国非新冠肺炎原因导致的死亡率甚至出现了显著的下降，居民健康可能反而获得了改善；在相关政策取消之后，死亡率的下降甚至变得更大（Qi et al.，2022）。因此，疫情通过延误治疗间接使健康状况恶化的机制也不可能解释本研究的结果。

表 4-8 新冠疫情冲击对中国居民中长期健康水平的影响（基于 CFPS 数据）

被解释变量	（1）	（2）	（3）	（4）
	自评健康	过去两周是否出现身体不适	过去半年是否患有慢性病	CES-D8 抑郁评分
被解释变量均值	0.68	0.30	0.18	4.52
ln（累计确诊病例数）	−0.0001	−0.0007	0.0039	0.0073
	（0.0025）	（0.0032）	（0.0029）	（0.0382）
观测值	42990	42990	42990	42990

注：资料来源为中国家庭追踪调查（CFPS）2016、2018、2020。回归方程为 $y_{it} = \beta \ln (intensity_{ct}) + \lambda_I + \lambda_t + \in_{it}$，$intensity_{ct}$ 为第一波疫情累计确诊病例数，但在 2016 年和 2018 年，这一变量取值为 0。标准误聚类在城市层面。回归中均控制了个体固定效应和年份固定效应。*** p< 0.01，** p<0.05，* p<0.1

综上所述，本研究所发现的效应不太可能来自居民健康的持续恶化，而更可能来自就医习惯的变化。

三 线下医疗服务可及性

第三种替代解释为，中国采取常态化防控政策会造成居民流动和就医不方便，线下医疗服务可及性持续受到限制。这种解释的作用机制为，在新冠疫情冲击更重的地区，政府的防疫政策相比于其他地区更加严格，以致居民生病之后前往线下就医不方便，因而更有可能选择线上就医。在此情形下，本研究所观测到新冠疫情对患者线上需求的持久效应，其实源于患者线下就医需求持续得不到满足，而非习惯的转变。

不过，这种机制并不能解释本章所发现的效应。在中国经历第一波疫情冲击之后，人口流动和线下医疗服务使用已经逐步恢复（Chen et al.，2021b）；居民线下医疗服务的使用量也基本回到了疫情前的水平。更重要的是，如图 4-11 所示，各省份线下医院诊疗人次数的变化率与第一波疫情的累计确诊病例数没有明显的相关性。结合上一节关于健康效应的讨论可以推知，受疫情冲击更大的地区在疫情得到控制之后，并没有持续采取更严格的政策。因此，全国层面的防疫政策不足以解释为何疫情更重的地区线上就医需求增加得更多。

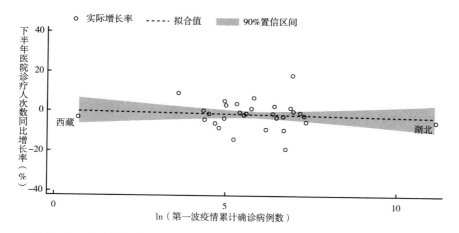

图 4-11　新冠疫情冲击强度与 2020 年下半年医院诊疗人次数增长率的关系

注：原始数据来自国家卫生健康委员会官网，样本在省一月份层面；作者汇总计算并绘图。横轴为各省份在第一波疫情中累计确诊病例数的自然对数，纵轴为各省份患者在 2020 年下半年线下医院诊疗人次数的同比增长率。

综上所述，患者线上就医需求的持续增加很可能来自患者就医习惯的转变。即便控制线上医疗服务价格、健康状态和线下医疗服务可及性不变，患者也会更多地使用互联网医疗。

第七节　本章讨论与结论

本研究使用来自中国一家大型第三方互联网医疗平台的交易订单数据，分析了新冠疫情冲击对于患者线上就医需求的影响。基于不同城市新冠疫情冲击强度的差异，本研究发现若一个城市在第一波疫情中累计确诊新冠病例数增加 10%，则该城市的在线问诊量在 2020 年第一季度平均将增加 0.416%，到第四季度仍会增加 0.357%。通过排除其他可能的解释，本研究将患者线上就医需求的变化归因于患者就医习惯的改变。

总体而言，本节所得结果与研究新冠疫情对消费者在线（商品和服务）需求的文献结果基本一致，都发现新冠疫情冲击不仅可能在短期产生影响，还可能在长期持续产生效应（例如，Chang and Meyerhoefer，2021；Hu et al.，2021；Zeltzer et al.，2021）。与研究互联网医疗使用的文献相比，本研究发现疫情对在线问诊量产生效应的量级不算太大，可能略小于其他国家一些研究的量级。根据 Cantor et al.（2022）估计，居家令使得线下问诊量减少了 29%，远程就医增加了 100%；Patel et al.（2021）发现，2020 年的第二季度，样本中的远程医疗用户数从 14.6 万增加了 290 万。需要注意的是，这些研究估计出远程就医使用量更大，一方面可能是因为这些国家新冠疫情冲击更严重、总效应更大，另一方面则可能是因为这些国家的医保报销政策和远程医疗使用范围都发生了变化。与之不同的是，中国的社会医疗保险在研究样本对应的时间区间内没有覆盖好大夫在线等第三方商业医疗平台的线上医疗服务。所以本节的发现应当解读为，即便报销政策没有变化，新冠疫情也使得患者的线上医疗服务使用量在短期和长期出现了增长。此外，Zeltzer et al.（2021）发现，供方在疫情中提高远程医疗服务的可及性，使得远程医疗使用在疫情得到控制后仍增加了 3.5%；本节的发现与之互补，表明新冠疫情会直接使患者线上就医需求发生变化，而不依赖于供给的增加。

对于政府监管部门、卫生从业人员而言，远程医疗服务需求在疫情中和疫情后的持续性增长至关重要：它将在监管政策、报销政策、行业投资、医学教育等多个方面产生长期影响（Cantor et al.，2022；Cutler et al.，2020；Dorsey and Topol，2020）。虽然，在美国等国家，监管政策和报销政策可能对远程医疗发展的可持续性产生较大的影响，但本研究发现疫情会增大患者的线上就医需求（甚至改变就医习惯），这意味着即便没有相关政策的激励，患者对于远程医疗的需求也将会延续下去。同时，患者对远程医疗服务接受程度提高，将有助于减少因为疫情造成的患者医疗服务被取消而耽误诊治；在疫情得到控制后，远程医疗也有助于弥补疫情中被耽误的诊疗服务（Cantor et al.，2022；Patel et al.，2021；Wosik et al.，2020），这对于其他国家有一定的借鉴意义。因此，政府部门和从业企业、个人可以在远程医疗领域继续投资和投入，从而更好地满足患者的线上就医需求。

本研究发现的科室异质性也间接地表明了远程医疗服务的潜力和局限。远程医疗并不能完美地替代线下服务（Shigekawa，2018）；不同科室之间远程医疗的成本效益不同，会影响患者的线上医疗服务使用。本章发现新冠疫情冲击所产生影响的量级和持久性在内科等科室较大、在外科等科室较小，与此前研究不同科室远程医疗的适应性和成本效益的文章发现一致。值得一提的是，疫情冲击使得患者线上就医需求在一些科室明显增加得更多，而医生的线上供给并没有相应的增加；为了更好地满足患者就医需求，政府部门需要统筹考虑医疗资源在互联网和线下医疗机构的分布，从而提升医疗服务体系的效率。

本章关于数字鸿沟的分析也丰富了关于远程医疗资金分配的讨论。Smith et al.（2020）指出，澳大利亚在疫情中优先把资金投向农村地区，但城市地区人口更密集、更可能受到新冠疫情冲击，使用远程医疗服务的价值更大。为此，该文建议将更多的资源倾斜向城市地区，鼓励城市居民更多使用远程医疗服务。上述观点在疫情中有其合理性，但不足以指导在疫情得到控制之后的资金分配规则。从本章的分析来看，如果没有针对性的政策，在数字可及性更低的地区，远程医疗服务的需求在长期会更低。本章的分析至少间接地表明，为了减少数字鸿沟所带来的不公平，应当将一部分资金投向偏远农村地区，建设和改进当地的互联网基础设施，从而让不同地区的居民都能享受到远程医疗服务（Saka et al.，2021）。

当然，本章的分析也有一定不足。第一，本文没有直接证明患者习惯发生改变，而是通过排除其他主要解释进行推测。第二，由于缺少与在线问诊数据可比的患者线下就医就诊数据，本研究无法测算线上医疗服务的成本效益。第三，由于未获得 2021 年及以后的数据，本研究未分析 2021 年

1月及之后的长期效应，后续研究可以做进一步的分析。第四，如果新冠疫情对患者线上就医需求存在溢出效应，本章所得结果可能偏向于低估。后续研究可以在线上就医的报销政策、线上线下服务融合方面做更多深入的研究（Zeltzer et al.，2021）。

第五章
研究结论与未来展望

第一节　重新审视互联网医疗需求的驱动因素

本研究基于对健康需求模型、交易成本和习惯转变相关理论的探讨，以空气污染、地理距离和新冠疫情冲击为例，使用好大夫在线的详细交易订单数据，分析了相关因素对患者线上就医需求的影响，得到如下三点重要发现。

第一，无论是线上还是线下，患者对医疗服务的需求都是基于对健康的关心和追求。患者对互联网医疗的需求，根源在于患者对健康本身的需要，互联网医疗服务的价值正在于帮助患者预防疾病、消除疾病，从而促进健康改善、促进福利提升。

第二，互联网医疗服务在某些科室中已经展现与传统线下医疗服务相当的效果，甚至在某些方面有所超越。例如，线上咨询可以为患者节省大量的时间和交通费用，特别是对于居住在偏远地区或交通不便的患者。此外，线上平台还为患者提供了更广泛的医生选择机会，从而提高了医疗服务的匹配度和满意度。然而，也有一些科室，如外科和口腔科，由于其特殊性，线上服务很难完全替代线下服务。在这些情况下，互联网医疗服务更多地是作为线下医疗服务的补充，帮助患者进行初步的诊断和咨询，为后续的线下治疗做好准备。由于线上和线下医疗服务存在一定互补关系，我们需要考虑线下因素对线上需求的影响。例如，患者所在地的医疗资源配置、医疗水平、医疗政策等都可能影响患者的线上就医选择。这也意味着，互联网医疗的发展不仅仅是技术和市场的问题，还需要与当地的医疗体系和政策相结合。

第三，新冠疫情给互联网医疗服务带来了前所未有的机会和挑战。疫情期间，许多患者首次尝试了线上医疗服务，并逐渐形成线上就医的习惯。这种认知的形成和习惯的转变不仅仅是疫情和政策的结果，也会在市场和技术等多方面因素共同作用下继续发展。即便在疫情之后，我们也有理由相信，互联网医疗服务将继续保持其增长势头，并与传统医疗服务形成更加紧密的互补关系。

基于以上发现，重新审视互联网医疗需求的驱动因素，有以下四点值得进一步探讨。

第一，通过将健康需求模型、交易成本理论和习惯转变理论与实证分析相结合，本研究为线上就医和线下就医之间的替代性和互补性提供了理论分析和现实证据。从对空气污染与线上就医需求的分析中可以发现，线上就医在一些情景下将可以替代线下就医；这与远程医疗、互联网医疗的相关研究的发现相契合。Smith et al.（2020）等文章指出，远程医疗可以在面对自然灾害、传染病大流行等紧急情况时起到重要的作用。从疫情冲击与线上就医需求的分析可以得知，线上就医替代线下就医可能有一定能力边界和局限。对于线上就医可以较好替代线下就医的科室、场景，患者可以改变长期就医习惯，更多选择线上服务；而对于线上就医难以替代线下就医的情形，即便患者在外界冲击下临时采用了线上服务，这种变化也不具有持续性，患者将在外界冲击消失后重新选择线下就医。从线上就医的距离效应和本地偏好中可以发现，线上就医和线下就医不能完全替代时，可能呈现一定的互补关系。在外科等科室，患者经过线上问诊之后，可能前往线下找问诊过的医生做进一步的检查和治疗，线上就医起到了帮助医生和患者进行沟通、为线下就医做准备的作用，因而线上服务与线下服务体现出互补关系。这些发现提供了丰富的理论视角，有助于后续研究做更深入的、更细致的探讨分析。

　　第二，患者在线上就医时仍然呈现距离效应和本地偏好。此前的文献主要研究了患者在线下医疗机构就医时选择，发现患者会在质量、价格和距离之间权衡取舍；而本书将这样的研究拓展到了线上就医领域。本研究不仅发现患者在线上就医时倾向于选择距离更近（尤其是本地）的医生，还验证了几个重要的潜在机制：在线问诊之前的线下联系、在线问诊后前往线下医疗机构就医的预期，以及对远方的医生质量信息缺少了解。这些理论发现将对于理解线上服务市场、规划卫生资源具有较强的参考意义。不仅如此，作者还发现患者在线上就医时有着明显的距离效应和本地偏好，这为使用离散选择模型进行福利分析提供了理论基础。在研究患者就医选择时，传统的估计方法使用离散选择模型，但这种方法在线上就医的情形下变得不可行：因为互联网医疗突破了地理距离的约束，患者在线上就医时的选择集在理论上是平台上的数十万医生；选择集过大会造成计算负担过大，从而超出设备算力，使得离散选择模型在技术上不可行。基于患者偏好本地医生的事实，后续研究便可以按照地区划分医疗服务市场，缩小患者的选择集，从而降低计算负担，由此便可使用离散选择模型建立结构化模型，对患者的福利进行估计、对市场特征进行分析。因此，本书的研究使得未来更多研究具有了可行性。

　　第三，短期外生冲击可以持续改变用户的行为习惯——这为预测互联网医疗的长期发展提供了基于患者需求的理论依据。此前相关文献已探讨过远程医疗（互联网医疗）在应对传染病疫情时的作用，但是较少有研究用现实证据分析疫情得到控制之后，患者对远程医疗的使用情况。本书的研究与Zeltzer et al.（2021）的研究相互补充，后者指出疫情增大了医生的服务供给，使得远程医疗服务在长期变得更加可及，因而患者使用持续增加；本书则发现新冠疫情可能造成患者习惯转变，即便医生的供给没有出现相应的增加，患者的需求也会持续增长。不论是供给侧的可及性增强，还是需求侧患者本身就医习惯的转变，都预示了互联网医疗服务将会在长期持续发展。

　　最后，互联网医疗的潜力和局限均存在边界，远程诊疗的成本效益将是一大影响因素。国内外研究表明，远程医疗技术在不同科室的成本效益具有一定差异，而这种成本效益（或者适用性）将会影响到患者对不同科室线上服务的需求。作者发现，在适合使用远程医疗技术的科室，患者线上就医的需求在疫情中和疫情后都有显著地增长；而对于不太适合远程医疗技术的科室，即便在疫情中患者的使用有所增大，这种增长也不会持续。从更广的角度看，远程医疗技术在不同科室之间体现出的成本效益不同，意味着互联网医疗对现有医疗服务体系不同科室服务产生的影响也有所不同。对于内科等适合远程医疗技术的科室，可以借助线上就医来提升患者就医的可及性、促进地区之间医疗服务使用的公平性；但对于外科等不能使用远程医疗完全替代线下服务的科室，政府仍需要在线下进行投资、投入，促进线下医疗资源的公平分配。

第二节　更好地使用互联网医疗满足患者需求的启示

本书的研究除拓展经济学理论以外，也为互联网医疗的发展和卫生资源的配置提供了一定政策启示。

第一，本书的分析为理解互联网医疗服务的定位和价值提供了新的视角。互联网医疗由于受到诊治手段和服务形式等多方面的制约，可能难以完整替代线下医院的医疗服务。但与此同时，互联网医疗可以作为一种补充性的服务，在患者健康受到冲击时丰富其就医选择：当患者因为空气污染、流感等因素出现身体不适时，如果允许患者通过互联网进行问诊，这不仅使患者以较低成本获得医疗服务，也将有助于降低重污染天气、流感季节医院的拥挤程度。因此，有必要通过发展互联网医疗医院、鼓励线下医院与互联网医疗平台合作等多种政策手段，促进互联网医疗服务与线下医院的医疗服务的有机结合，进而提升医疗服务的效率。

在新冠疫情的背景下，互联网医疗服务获得了更大范围的使用，已经开始体现出避免医疗资源挤兑、减少就医过程中相互传染的作用。无论是欧美发达国家，还是包括中国在内的发展中国家，都或多或少地利用互联网医疗（或更广义的远程医疗）来应对新冠疫情的挑战。对于政府监管部门、卫生从业人员而言，远程医疗服务需求在疫情中和疫情后的持续性增长至关重要：它将在监管政策、报销政策、行业投资、医学教育等多个方面产生长期影响。虽然在欧美国家体现出监管政策和报销政策可能对远程医疗长期发展的影响更大，但是本研究发现疫情会增大患者的线上就医需求（甚至改变就医习惯），这意味着即便没有相关政策的激励，患者对于远程医疗的需求也将会延续下去。同时，患者对远程医疗服务接受程度提高，将有助于减少疫情造成的患者医疗服务被取消而耽误诊治；在疫情得到控制后，远程医疗也有助于弥补疫情中被耽误的诊疗服务——这对于其他国家也有一定的借鉴意义。因此，政府部门和从业企业、个人可以在远程医疗领域继续投资和投入，从而更好地满足患者的线上就医需求。

第二，本研究发现的科室异质性也间接地表明了远程医疗服务的潜力和局限。互联网医疗在一些领域消除或减少了距离远对医疗服务可及性造成的负面影响：与线下医疗服务相比，线上就医的距离效应和本地偏好的系数相对更弱，这意味着一些患者（尤其是皮肤科、精神心理科等科室的患者）可以通过互联网接触到远方的医生，这可能有助于减弱高质量医疗服务在不同地区分布不均所造成的不公平。不过，也不能简单认为仅靠互联网就足以消减区域间医疗服务可及性的不均衡。外科等科室的患者后续可能需要线下医院的诊治，因而其在线上就医选择时仍会存在较强的距离效应，这就表明当这些科室医疗资源分布不均时，互联网医疗能起到的作用较为有限。因此，政府公共部门应该继续提升这些科室线下医疗服务的可及性，促进相关医疗资源公平分配。

与此同时，远程医疗并不能完美地替代线下服务；不同科室之间远程医疗的成本效益不同，会影响患者线上医疗服务使用的长期趋势。本书发现新冠疫情冲击所产生影响的量级和持久性在内科等科室较大、在外科等科室较小，与此前研究不同科室远程医疗的适应性和成本效益的文章发现一致。与之相对应的，疫情冲击使得患者线上就医需求在一些科室增加得更多，而医生的线上供给并没有相应的增加；为了更好地满足患者就医需求，政府部门需要统筹考虑医疗资源在互联网和线下医疗机构的分布，从而提升医疗服务体系的效率。

值得注意的是，在促进互联网医疗发展的同时，必须关注其对医疗体系公平性产生的影响。正如社会经济因素会影响到患者线下就医需求、进而造成人群健康的不平等，患者面对空气污染等冲击因素时的线上就医需求也会受到社会经济因素的影响。本书的分析表明，社会经济发展水平越高的地区，面对空气污染时线上就医量增加得也越多；如果长期缺少政策引导和干预，地区之间医疗服务的不平等甚至健康的不平等都可能会扩大。因此，有必要重视互联网医疗服务在提升效率时产生的分配效应，引导线上和线下医疗资源向欠发达地区倾斜，让全国不同地区的居民都能从技术创新和体系变革中获益。

本书关于数字鸿沟的分析也丰富了关于远程医疗资金分配的讨论。Smith et al.（2020）指出，澳大利亚在疫情中优先把资金投向偏远、农村地区，但城市地区人口更密集、更可能受到新冠疫情冲击，使用远程医疗服务的价值更大。为此，该文建议将更多的资源倾斜向城市地区，鼓励城市居民更多使用远程医疗服务。上述观点在疫情中有其合理性，但不足以指导在疫情得到控制之后的资金分配规则。从本书的分析来看，如果没有针对性的政策，在数字可及性更低的地区，远程医疗服务的需求在长期会更低。本书的分析至少从侧面表明，为了减少数字鸿沟所带来的不公平，应当将一部分资金投向偏远农村地区，建设和改进当地的互联网基础设施，从而让不同地区的居民都能享用到远程医疗服务。

基于前述研究发现和启示，本书提出三点政策建议。第一，建议继续鼓励和规范互联网医疗的发展，有针对性地满足患者健康需求。应当注意优先发展适合远程医疗的科室和服务，确保互联网医疗服务的成本效益。第二，建议将线上就医与线下医疗服务相结合，统筹规划和配置医疗资源。应当根据医疗服务体系的整体需要，基于互联网医疗的潜力和局限，确定互联网医疗与线下医疗服务的定位和分工，并根据两者具体分工规划医疗机构、配置医生等资源。第三，建议重视线上就医对医疗体系公平性的影响。应当在确定线上线下服务分工、配置医疗资源时，考虑不同地区、不同人群对线上和线下服务的需求差异，有针对性地做出调整，保证医疗服务的公平性和可及性。

第三节　研究展望：互联网医疗的未知领域

在本书研究的基础上，后续可以开展一系列的理论和政策研究。

第一，本书基于健康冲击、地理距离和习惯转变的视角，重点分析了空气污染、距离效应和新冠疫情冲击对患者就医需求的影响，以求理解：一是患者为什么选择使用互联网医疗这一新型服务形态；二是互联网医疗什么方面、多大程度上改变患者就医过程的交易成本；三是外部短期冲击如何改变患者的就医习惯。本研究虽然在一定程度上丰富了理论认识，但无法面面俱到，没有覆盖患者线上就医需求的所有维度。因此，后续研究可以在本研究的基础上，使用不同来源的数据、不同维度的指标，分析线上和线下各种影响因素如何共同决定患者线上就医的需求。

第二，本书发现患者线上就医需求实际上反映了患者对健康本身的需求，为了保证患者的健康和福利水平，有必要关注互联网医疗的成本效益。目前国内外学者对远程医疗总体的成本效益有了丰富的研究，但对于中国互联网医疗的不同模式在不同场景下的成本效益研究还不够充分。从患者福利的视角来看，未来可以关注互联网医疗给不同科室、不同疾病的患者就医费用、诊疗质量和满意度带来的影响。此外，本书在分析中发现不同地区、不同群体对线上服务的使用呈现一定差异，因此线上就医的获益可能具有一定分配效应（Distributional Effect）。

第三，除对患者需求进行研究以外，医生的线上供给同样值得关注。受疫情影响，患者需求出现了持续的增长，为满足患者的需求，供给也需要做一定的调整。从市场层面来看，有必要对医生在互联网上的劳动供给、定价、服务质量、口碑积累等进行研究，以理解供方在线上市场的行为及其产生的影响。从医疗服务体系的视角来看，未来可以将公立与第三方平台相结合、线上与线下相结合，以全局、系统的视角分析互联网医疗对整个体系的效率、公平性、可及性的影响。

第四，为了让互联网医疗与线下医疗结合地更加紧密、顺畅，从而真正服务于人民健康，未来也需要开展更多的政策研究。为保证线上服务质量，未来可以对准入政策进行研究，明确什么样的机构可以提供互联网服务、哪些医生可以提供线上服务、不同医生可以提供什么范围内的线上服务等。为规范平台和医生行为，未来可以对监管政策进行研究，明确哪些疾病通过互联网问诊和治疗、哪些药品可以通过线上开具等。为了减轻患者费用负担和引导患者行为，未来可以对报销政策做进一步研究，明确哪些线上项目可以通过医疗保险进行报销、报销比例应该如何划定等。

随着互联网医疗的进一步发展，未来还将有很多问题值得研究。希望随着研究不断深入，互联网医疗能在良性、规范的道路上持续发展，服务于人民健康，回应人民对美好生活的向往。

致　谢

本书源自我在北京大学攻读经济学博士期间所撰写的学位论文。自二〇一二年负笈来京求学，十余年时光倏忽而逝，似乎只是完成了本科的课业和博士的科研。但是，十年时光又足够漫长。燕园宽松的氛围里，我学习了法学和经济学两个专业的课程，曾在海淀检察院实习，也曾赴哈佛大学交换访问，尝试探索了生活的多种可能。在与各种选择碰撞之后，我有幸得以学术为业。哲学系陈波老师曾在结课赠言中说，"你们这一生要创造一些知识"。十年来，这句话时常从记忆中蹦出来，鞭策我再往前走一走，去触碰一些新知。现在，我完成了博士学位论文，并将其改写为专著出版，在知识上有了一点微小的贡献。从这个角度来看，我无疑是十分幸运的。

我的这份幸运离不开一路上各位老师和同仁的帮助。

首先要感谢我的导师李玲教授。我从 2015 年开始跟随李老师的健康组做研究。八年时间里，李老师带着组里成员前往各地调研，让我们得以了解中国的现实，并从中发现值得研究的问题。同时，李老师在博士论文的选题上给予了较大的支持，让我敢于涉足互联网医疗这个新兴的领域。李老师也在我的个人生活上给予了诸多关照，让我得以无后顾之忧地投入研究。师恩难忘，铭刻于心，自不赘言。

我感谢在哈佛大学访学期间的指导老师叶志敏（Winnie Yip）教授。叶老师给予了我前往哈佛大学公共卫生学院交换访学的机会，让我得以在一个陌生但又充满新鲜经历的环境中感受不同的氛围，见识学习、工作和生活的不同可能性。这 15 个月的访问学习极大地开阔了我的视野，从此我对人生的规划不再以"最优化"的方式展开：在有限的认知下，所谓的"最优化"只会得到局部最优，而非全局最优；与其汲汲于眼前琐事，不如去欣赏逐渐展开的生活画卷。同时，叶老师教导了我，不仅可以从课堂学习、从书本学习，更可以向他人学习：去理解不同人的经历，挖掘其优势，并将其吸收转化为自己的能力和认知。这一经历拓展了我研究问题的视角，推动我不囿于经济学的因果推断，而是以问题为导向，灵活选用定性和定量多种方法，尝试结合卫生经济、卫生政策、公共管理学等跨学科的视角来分析问题。

同时，我要感谢帮助过我的各位老师们，尤其是雷晓燕教授、张丹丹教授、汪浩教授。各位老师不仅教会了我经济学原理和实证分析方法，还在完成学年论文和博士毕业论文的过程中给予了详尽的指导，让我能够站在更宏观的视角，采用更严谨的设计，做更可信的研究。各位老师在我就业求职的过程中也提供了无私的帮助，让我能在特殊的时节顺利地找到理想的工作，并得以全身心地投入撰写博士学位论文。我也要感谢合作者陈秋霖博士、傅虹桥博士、周羿博士等。在与各位老师、同门合作的过程中，我对于学术研究有了更加直观、更加深刻的理解。我要特别感谢师兄傅虹桥毫无保留地提供帮助，并不厌其烦地对我进行学术训练。选择互联网医疗作为研究领域，既是受到师兄的影响，也获得了师兄的数据支持。在亦师亦友的关系下共同探索全新的领域，这是人生难得的经历。此外，还有很多老师和同学在我求学求知的过程中提供了帮助，在此不一一言谢；但毫无疑问，没有各位老师和同学的帮助，我很难有机会完成这篇博士学位论文，进而撰写完学术专著。

此外，我希望感谢中国社会科学院（特别是人口与劳动经济研究所）的各位领导和同事。自我进入中国社科院人口与劳动经济研究所工作以来，本院本所的各位领导同事一直从各个方面帮助我、鞭策我，让我能不忘走上科研道路的初心，在处理好研究所编辑部本职工作的同时，持续推进健康经济学研究，迈向学科前沿。中国社科院为青年研究人员营造了广阔的成长空间、提供了充分的学术支持，这本专著正是在中国社会科学院"新时代中国特色哲学社会科学'三大体系'建设专项"工程的支持下付梓面世。在中国社会科学院从事科研工作是一种人生幸事，期待未来能够为哲学社会科学"三大体系"建设再做更多的贡献。

我也感谢社会科学文献出版社的出版团队。很荣幸能由陈颖老师来担任本书的责任编辑。陈颖老师为本书提供了很多颇有建设性的完善意见，帮助我将其从一篇博士学位论文改写为一本学术专著；从读者的视角来重新审视我的研究，让我看到了更多值得挖掘的新问题。其他负责编校和美术设计的老师们也为本书花费了大量心血，在此致以真挚的感谢。

最后，我要感谢我的家人一直以来的支持。从念小学到读完博士，二十多年的时间里我有幸静坐书斋而不为稻粱谋，这离不开家人在物质和精神上的支持。如今完成博士期间的研究工作，我也该更多承担家庭责任，回报家人几十年的付出。

从本科入学到博士毕业这十年，适逢"百年未有之大变局"，不论是真实世界的走向，还是学术研究的重心，都已悄然发生变化。在我最初踏上研究卫生经济学的道路时，这一领域虽已经开始活跃，但远称不上主流和热点；随着医改不断推进，加之新冠疫情影响，卫生经济和卫生政策的研究问题变得越来越重要。卫生领域的研究者可以有所作为，也应当有所作为。在未来有限的时间里，但愿我能再做一些有价值的研究，来回应时代的需求。这既是获取新知的机会，也是对正在一线苦干的同仁尽一份责任。

2023 年 12 月

许　多

参考文献

1. 高秋明，王天宇．差异化报销比例设计能够助推分级诊疗吗？——来自住院赔付数据的证据［J］．保险研究，2018（07）：89-103.

2. 郭文芹，武亚男，姚兆余．农村慢性病患者就医行为及其影响因素分析［J］．中国初级卫生保健，2010（01）：65-67.

3. 国家卫生健康委员会．2017年国家医疗服务与质量安全报告［R］．科学技术文献出版社，2018a.

4. 国家卫生健康委员会．卫生健康委　中医药局关于印发互联网诊疗管理办法（试行）等3个文件的通知［EB/OL］．http：//www. gov. cn/gongbao/content/2019/content_ 5358684. htm，2018-07-17（b）.

5. 国家卫生健康委员会．2020年3月20日新闻发布会文字实录［A/OL］．http：//www. nhc. gov. cn/xcs/s3574/202003/4ad24ab68e2441668b569757b147c100. shtml，2020-03-20.

6. 国家远程医疗与互联网医学中心．2021中国互联网医院发展报告［EB/OL］．https：//zk. cn-healthcare. com/doc-show-53644. html，2021-05-20.

7. 黄芳，季国忠，秦辉．某公立三甲医院互联网医院患者就医体验调查与分析［J］．现代医院，2021（09）：1420-1423.

8. 林瑛妮．互联网医疗的线上线下患者择医行为——基于信任和服务质量视角的实证研究［D］．成都：电子科技大学，2020.

9. 刘裕儒，刘红思，夏晨曦，沈丽宁．国内互联网医疗研究合作网络分析和热点识别［J］．医学与社会，2022（02）：40-45+59.

10. 陆泉，李易时，陈静，李保萍．在线医疗社区患者择医行为影响因素研究［J］．图书情报工作，2019（08）：87-95．

11. 孟群，尹新，梁宸．中国互联网医疗的发展现状与思考［J］．中国卫生信息管理杂志，2016（04）：356-363．

12. 钱东福．甘肃省农村居民就医选择行为研究［D］．济南：山东大学博士学位论，2008．

13. 孙梦洁，韩华为．中国农村居民的就诊选择研究——来自甘肃、河南、广东三省农户调查的实证分析［J］．经济评论，2013（02）：40-50+111．

14. 昝钰淇，傅虹桥，李玲．患者成本分担变动对医疗费用和健康结果的影响——来自住院病案首页数据的经验分析［J］．经济学（季刊），2020（04）：1441-1466．

15. 汤哲，方向华，项曼君，吴晓光，刁丽君，刘宏军，孙菲．北京市老年人卫生服务需求研究［J］．中华医院管理杂志，2004（08）：19-24．

16. 王俊，昌忠泽，刘宏．中国居民卫生医疗需求行为研究［J］．经济研究，2008（07）：105-117．

17. 王翌秋，王舒娟．居民医疗服务需求及其影响因素微观实证分析的研究进展［J］．中国卫生政策研究，2010（08）：55-62．

18. 王贞，封进，宋弘．提升医保待遇对我国老年医疗服务利用的影响［J］．财贸经济，2019（06）：147-160．

19. 邢海燕，沈毅，赵华娟，俞敏．农村居民就医行为及其影响因素的对应分析［J］．中国农村卫生事业管理，2002（05）：12-15．

20. 姚兆余，朱慧劼．农村居民医疗机构选择行为及其影响因素研究——基于门诊就医和住院就医的比较［J］．南京农业大学学报（社会科学版），2014（06）：52-61．

21. 袁吉，肖煜吟，施贞凤，刘潇潇，李国红．互联网医疗更好地满足慢病患者就医需求的分析和思考［J］．中国医院，2021（08）：44-47．

22. 詹佳佳，傅虹桥．医院声誉、空间距离与患者就医选择——基于病案首页数据的分析［J］．经济学（季刊），2022（01）：343-364．

23. 张蕾. 个体医疗需求及其影响因素研究综述 [J]. 卫生经济研究，2012 (02)：19-22.

24. 赵大仁，何思长，孙渤星，刘志会，张瑞华. 我国"互联网+医疗"的实施现状与思考 [J]. 卫生经济研究，2016 (07)：14-17.

25. 赵绍阳，尹庆双，臧文斌. 医疗保险补偿与患者就诊选择——基于双重差分的实证分析 [J]. 经济评论，2014 (01)：3-11.

26. 赵绍阳，臧文斌，尹庆双. 医疗保障水平的福利效果 [J]. 经济研究，2015 (08)：130-145.

27. 中共中央、国务院. "健康中国 2030"规划纲要 [EB/OL]. http：// www. xinhuanet. com//politics/2016 - 10/25/c_ 1119785867. htm，2016 - 10-25.

28. 中国互联网信息中心. 第 44 次中国互联网络发展状况统计报告 [EB/OL]. http：//www. cac. gov. cn/pdf/20190829/44. pdf，2019-08-01.

29. 朱凤梅. 互联网医疗：疫情防控的"第二战场" [EB/OL]. http：// ie. cass. cn/scholars/opinions_ essays_ interviews/202002/t20200207_ 508 6166. html，2020-02-27.

30. 朱建平，翁福添，冯冲. 线上就医行为影响因素分析——基于有序 Logit 模型 [J]. 中国统计，2021 (08)：26-29.

31. 朱劲松. 互联网+医疗模式：内涵与系统架构 [J]. 中国医院管理，2016 (01)：38-40.

32. Acton J P. Demand for health care when time prices vary more than money prices [M]. New York：New York City Rand Institute，1973.

33. Acton J P. Nonmonetary factors in the demand for medical services：Some empirical evidence [J]. Journal of Political Economy，1975 (3)：595-614.

34. Al-Aly Z，Xie Yan，Bowe B. High-dimensional characterization of post-acute sequelae of COVID-19 [J]. Nature，2021 (7862)：259-264.

35. Alexander G C，Tajanlangit M，Heyward J，et al. Use and content of primary

care office-based vs telemedicine care visits during the COVID-19 pandemic in the US [J]. JAMA Network Open, 2020 (10): e2021476-e2021476.

36. Allcott H, Rogers T. The short-run and long-run effects of behavioral interventions: Experimental evidence from energy conservation [J]. American Economic Review, 2014 (10): 3003-37.

37. Amano T, Rhodes A, Seiler S. Large-scale demand estimation with search data [J/OL]. 2019. https: // papers. ssrn. com/ sol3/ papers. cfm? abstract_ id=3214812

38. Amaral-Garcia S, Nardotto M, Propper C, et al. Mums go online: Is the Internet changing the demand for healthcare? [J]. The Review of Economics and Statistics, 2019 (6): 1-45.

39. Andersen R M. Families' use of health services: A behavioral model of predisposing, enabling, and need components [M]. West Lafayette: Purdue University, 1968.

40. Anderson J E. A theoretical foundation for the gravity equation [J]. The American Economic Review, 1979 (1): 106-116.

41. Anderson J E. The gravity model [J]. Annual Review of Economics. 2011 (1): 133-160.

42. Aoun N, Matsuda H, Sekiyama M. Geographical accessibility to healthcare and malnutrition in Rwanda [J]. Social Science & Medicine, 2015, 130: 135-145.

43. Arceo E, Hanna R, Oliva P. Does the effect of pollution on infant mortality differ between developing and developed countries? Evidence from Mexico City [J]. The Economic Journal, 2016 (591): 257-280.

44. Arrow K J. Uncertainty and the welfare economics of medical care [J]. American Economic Review, 1963 (5): 941-973.

45. Avdic D, Moscelli G, Pilny A, et al. Subjective and objective quality and choice of hospital: Evidence from maternal care services in Germany [J]. Journal of Health Economics, 2019, 68: 102229.

46. Bacher-Hicks A, Goodman J, Mulhern C. Inequality in household adaptation to schooling shocks: Covid-induced online learning engagement in real time [J]. Journal of Public Economics, 2021, 193: 104345.

47. Baker L C, Bundorf M K, Kessler D P. The effect of hospital/physician integration on hospital choice [J]. Journal of Health Economics, 2016, 50: 1-8.

48. Baker S R, Farrokhnia R A, Meyer S, et al. How does household spending respond to an epidemic? Consumption during the 2020 COVID-19 pandemic [J]. The Review of Asset Pricing Studies, 2020 (4): 834-862.

49. Barwick P J, Li Shanjun, Rao Deyu, et al. The morbidity cost of air pollution: Evidence from consumer spending in China [J]. SSRN, 2018: 2999068.

50. Beckert W, Christensen M, Collyer K. Choice of NHS - funded hospital services in England [J]. The Economic Journal, 2012 (560): 400-417.

51. Beckert W. Choice in the presence of experts: The role of general practitioners in patients' hospital choice [J]. Journal of Health Economics, 2018, 60: 98-117.

52. Bell M L, Ebisu K, Peng R D, et al. Hospital admissions and chemical composition of fine particle air pollution [J]. American Journal of Respiratory and Critical Care Medicine, 2009 (12): 1115-1120.

53. Bergstrand J H, Egger P. Gravity equations and economic frictions in the world economy [C] // Bernhofen D, Falvey R, Greenway D, et al. Palgrave Handbook of International Trade. London: Palgrave Macmillan, 2013: 532-570.

54. Birkmeyer J D, Barnato A, Birkmeyer N, et al. The impact of the COVID-19 pandemic on hospital admissions in the United States: Study examines trends in US hospital admissions during the COVID-19 pandemic [J]. Health Affairs, 2020 (11): 2010-2017.

55. Blum B S, Goldfarb A. Does the internet defy the law of gravity? [J]. Journal of International Economics, 2006（2）: 384-405.

56. Bounie D, Camara Y, Galbraith J W. Consumers' mobility, expenditure and online-offline substitution response to COVID－19: Evidence from French transaction data [J]. SSRN, 2020: 3588373.

57. Bresnahan B W, Dickie M, Gerking S. Averting behavior and urban air pollution [J]. Land Economics, 1997（3）: 340-357.

58. Broda C, Weinstein D E. Globalization and the Gains from Variety [J]. The Quarterly Journal of Economics, 2006（2）: 541-585.

59. Cairncross F. The death of distance: How the communications revolution will change our lives [M]. Boston: Harvard Business School Press, 1997.

60. Cantor J, Sood N, Bravata D M, et al. The impact of the COVID－19 pandemic and policy response on health care utilization: Evidence from county-level medical claims and cellphone data [J]. Journal of Health Economics, 2022: 102581.

61. Chang H, Meyerhoefer C D. COVID－19 and the demand for online food shopping services: Empirical evidence from Taiwan [J]. American Journal of Agricultural Economics, 2021（2）: 448-465.

62. Chang T Y, Graff Zivin J, Gross T, et al. Particulate pollution and the productivity of pear packers [J]. American Economic Journal: Economic Policy, 2016（3）: 141-69.

63. Chang T Y, Graff Zivin J, Gross T, et al. The effect of pollution on worker productivity: Evidence from call center workers in China [J]. American Economic Journal: Applied Economics, 2019（1）: 151-72.

64. Chay K Y, Greenstone M. The impact of air pollution on infant mortality: Evidence from geographic variation in pollution shocks induced by a recession [J]. The Quarterly Journal of Economics, 2003（3）: 1121-1167.

65. Chen Haiqiang, Qian Wenlan, Wen Qiang. The impact of the COVID－19

pandemic on consumption: Learning from high-frequency transaction data [J]. AEA Papers and Proceedings, 2021a, 111: 307-11.

66. Chen M X, Wu Min. The value of reputation in trade: Evidence from Alibaba [J]. Review of Economics and Statistics, 2021 (5): 857-873.

67. Chen Qiulan, Rodewald L, Lai Shengjie, et al. Rapid and sustained containment of covid - 19 is achievable and worthwhile: Implications for pandemic response [J]. BMJ, 2021b, 375: e066169.

68. Chen Siyu, Guo Chongshan, Huang Xinfei. Air pollution, student health, and school absences: Evidence from China [J]. Journal of Environmental Economics and Management, 2018, 92: 465-497.

69. Chen Yuyu, Ebenstein A, Greenstone M, et al. Evidence on the impact of sustained exposure to air pollution on life expectancy from China's Huai River policy [J]. Proceedings of the National Academy of Sciences, 2013 (32): 12936-12941.

70. Chetty R, Hendren N. The impacts of neighborhoods on intergenerational mobility I: Childhood exposure effects [J]. The Quarterly Journal of Economics, 2018 (3): 1107-1162.

71. Cheung C W, He Guojun, Pan Yuhang. Mitigating the air pollution effect? The remarkable decline in the pollution-mortality relationship in Hong Kong[J]. Journal of Environmental Economics and Management, 2020, 101: 102316.

72. Chiou L, Tucker C. Social distancing, internet access and inequality [J]. National Bureau of Economic Research, 2020: w26982.

73. Coase R H. The nature of the firm [J]. Economica, 1937 (16): 386-405.

74. Currie J, Neidell M. Air pollution and infant health: What can we learn from California's recent experience? [J]. The Quarterly Journal of Economics, 2005 (3): 1003-1030.

75. Cutler D M, Nikpay S, Huckman R S. The business of medicine in the era of COVID-19 [J]. JAMA, 2020 (20): 2003-2004.

76. Deryugina T, Heutel G, Miller N H, et al. The mortality and medical costs of air pollution: Evidence from changes in wind direction [J]. American Economic Review, 2019 (12): 4178-4219.

77. Deschênes O, Greenstone M, Shapiro J S. Defensive investments and the demand for air quality: Evidence from the NOx budget program [J]. American Economic Review, 2017 (10): 2958-2989.

78. Dobkin C, Finkelstein A, Kluender R, et al. The economic consequences of hospital admissions [J]. American Economic Review, 2018 (2): 308 -352.

79. Dockery D W, Pope C A. Acute respiratory effects of particulate air pollution [J]. Annual Review of Public Health, 1994 (1): 107-132.

80. Dominici F, Peng R D, Bell M L, et al. Fine particulate air pollution and hospital admission for cardiovascular and respiratory diseases [J]. JAMA, 2006 (10): 1127-1134.

81. Dorsey E R, Topol E J. State of telehealth [J]. New England Journal of Medicine, 2016 (2): 154-161.

82. Dorsey E R, Topol E J. Telemedicine 2020 and the next decade [J]. The Lancet, 2020 (10227): 859.

83. Doyle J J, Graves J A, Gruber J, et al. Measuring returns to hospital care: Evidence from ambulance referral patterns [J]. Journal of Political Economy, 2015 (1): 170-214.

84. Du Bin, Wang Chunting, Singer M. Learning for the next pandemic: The Wuhan experience of managing critically ill people [J]. BMJ, 2021, 375: e066090.

85. Ebenstein A, Fan M, Greenstone M, et al. New evidence on the impact of sustained exposure to air pollution on life expectancy from China's Huai River Policy [J]. Proceedings of the National Academy of Sciences, 2017 (39): 10384-10389.

86. Eger L, Komárková L, Egerová D, et al. The effect of COVID – 19 on consumer shopping behaviour: Generational cohort perspective [J]. Journal of Retailing and Consumer Services, 2021, 61: 102542.

87. Elliott T, Yopes M C. Direct-to-consumer telemedicine [J]. The Journal of Allergy and Clinical Immunology: In Practice, 2019 (8): 2546-2552.

88. Evans G W, Joseph S V. Air pollution and human behavior [J]. Managerial Psychology, 1982 (1): 1-30.

89. Fabbri D, Robone S. The geography of hospital admission in a national health service with patient choice [J]. Health Economics, 2010 (9): 1029 -1047.

90. Fan Jingting, Tang Lixin, Zhu Weiming, et al. The Alibaba effect: Spatial consumption inequality and the welfare gains from e-commerce [J]. Journal of International Economics, 2018, 114: 203-220.

91. Fang Hanming, Wang Long, Yang Yang. Human mobility restrictions and the spread of the Novel Coronavirus (2019 – nCoV) in China [J]. Journal of Public Economics, 2020, 191: 104272.

92. Fastdata. 2020 年中国互联网医疗行业报告 [EB/OL]. http://www. woshipm.com/it/4325458.html, 2021-01-04.

93. Fattore G, Petrarca G, Torbica A. Traveling for care: Inter-regional mobility for aortic valve substitution in Italy [J]. Health Policy, 2014 (1): 90-97.

94. Fogel A L, Sarin K Y. A survey of direct-to-consumer teledermatology services available to US patients: Explosive growth, opportunities and controversy [J]. Journal of Telemedicine and Telecare, 2017 (1): 19-25.

95. Fu Shihe, Viard V B, Zhang Peng. Trans-boundary air pollution spillovers: Physical transport and economic costs by distance [J]. Journal of Development Economics, 2022, 155: 102808.

96. Fujiwara T, Meng K, Vogl T. Habit formation in voting: Evidence from rainy elections [J]. American Economic Journal: Applied Economics, 2016

（4）：160-88.

97. Giaccherini M，Kopinska J，Palma A. When particulate matter strikes cities：Social disparities and health costs of air pollution［J］. Journal of Health Economics，2021，78：102478.

98. Goldfarb A，Tucker C. Digital economics［J］. Journal of Economic Literature，2019（1）：3-43.

99. Goodman-Bacon A，Marcus J. Using difference-in-differences to identify causal effects of COVID-19 policies［J］. Survey Research Methods，2020（2）：153-158.

100. Goolsbee A，Syverson C. Fear，lockdown，and diversion：Comparing drivers of pandemic economic decline 2020［J］. Journal of Public Economics，2021，193：104311.

101. Graff Zivin J，Neidell M. Days of haze：Environmental information disclosure and intertemporal avoidance behavior［J］. Journal of Environmental Economics and Management，2009（2）：119-128.

102. Graff Zivin J，Neidell M. The impact of pollution on worker productivity［J］. American Economic Review，2012（7）：3652-3673.

103. Graff Zivin J，Neidell M. Environment，health，and human capital［J］. Journal of Economic Literature，2013（3）：689-730.

104. Grossman M. On the concept of health capital and the demand for health［J］. The Journal of Political Economy，1972（2）：223-255.

105. Gutacker N，Siciliani L，Moscelli G，et al. Choice of hospital：Which type of quality matters?［J］. Journal of Health Economics，2016，50：230-246.

106. Handel B，Schwartzstein J. Frictions or mental gaps：What's behind the information we（don't）use and when do we care?［J］. Journal of Economic Perspectives，2018（1）：155-178.

107. Hanna R，Oliva P. The effect of pollution on labor supply：Evidence from a natural experiment in Mexico City［J］. Journal of Public Economics，2015，

122：68-79.

108. He Jiaxie, Liu Haoming, Salvo A. Severe air pollution and labor productivity：Evidence from industrial towns in China ［J］. American Economic Journal：Applied Economics, 2019（1）：173-201.

109. Hollander J E, Carr B G. Virtually perfect? Telemedicine for COVID-19 ［J］. New England Journal of Medicine, 2020（18）：1679-1681.

110. Holtmann A G. Prices, time, and technology in the medical care market ［J］. Journal of Human Resources, 1972（2）：179-190.

111. Hortaçsu A, Martínez-Jerez F, Douglas J. The geography of trade in online transactions：Evidence from eBay and mercadolibre ［J］. American Economic Journal：Microeconomics, 2009（1）：53-74.

112. Hu Jiayin, Xu Hongcheng, Yao Yang, et al. Is working from home here to stay? Evidence from job posting data after the COVID-19 shock ［J］. SSRN, 2021：3959407.

113. Ito K, Zhang Shuang. Willingness to pay for clean air：Evidence from air purifier markets in China ［J］. Journal of Political Economy, 2020,（5）：1627-1672.

114. Jiang Shan, Gu Yuanyuan, Yang Fan, et al. Tertiary hospitals or community clinics? An enquiry into the factors affecting patients' choice for healthcare facilities in urban China ［J］. China Economic Review, 2020, 63：101538.

115. Kahn M E, Li Pei. The effect of pollution and heat on high skill public sector worker productivity in China［J］. National Bureau of Economic Research, 2019：w25594.

116. Kirk C P, Rifkin L S. I'll trade you diamonds for toilet paper：Consumer reacting, coping and adapting behaviors in the COVID-19 pandemic ［J］. Journal of Business Research, 2020, 117：124-131.

117. Kruse S C, Karem P, Shifflett K, et al. Evaluating barriers to adopting telemedicine worldwide：A systematic review ［J］. Journal of Telemedicine

and Telecare，2018（1）：4-12.

118. Kvedar J，Coye M J，Everett W. Connected health：A review of technologies and strategies to improve patient care with telemedicine and telehealth ［J］. Health Affairs，2014（2）：194-199.

119. Larcom S，Rauch F，Willems T. The benefits of forced experimentation：Striking evidence from the London underground network ［J］. The Quarterly Journal of Economics，2017（4）：2019-2055.

120. Lave L B，Seskin E P. Air pollution and human health：The quantitative effect，with an estimate of the dollar benefit of pollution abatement，is considered ［J］. Science，1970（3947）：723-733.

121. Lazzerini M，Barbi E，Apicella A，et al. Delayed access or provision of care in Italy resulting from fear of COVID－19 ［J］. The Lancet Child & Adolescent Health，2020（5）：e10-e11.

122. Lendle A，Olarreaga M，Schropp S，et al. There goes gravity：eBay and the death of distance ［J］. The Economic Journal，2016（591）：406-441.

123. LeRouge C M，Gupta M，Corpart G，et al. Health system approaches are needed to expand telemedicine use across nine Latin American nations ［J］. Health Affairs，2019（2）：212-221.

124. Levaggi R，Zanola R. Patients' migration across regions：The case of Italy ［J］. Applied Economics，2004（16）：1751-1757.

125. Li K Y，Zhu Ziwei，Ng S，et al. Direct-to-consumer telemedicine visits for acute respiratory infections linked to more downstream visits：Study examines the association between telemedicine and downstream health care utilization ［J］. Health Affairs，2021（4）：596-602.

126. Lieber E，Syverson C. Online versus offline competition ［C］. //Peitz M，Waldfogel J. The Oxford Handbook of the Digital Economy. Oxford：Oxford University Press，2012：189-219.

127. Loewenstein G，Price J，Volpp K. Habit formation in children：Evidence

from incentives for healthy eating [J]. Journal of Health Economics, 2016, 45: 47-54.

128. McClellan M, McNeil B J, Newhouse J P. Does more intensive treatment of acute myocardial infarction in the elderly reduce mortality?: Analysis using instrumental variables [J]. JAMA, 1994 (11): 859-866.

129. Mehrotra A, Huskamp H A, Souza J, et al. Rapid growth in mental health telemedicine use among rural Medicare beneficiaries, wide variation across states [J]. Health Affairs, 2017 (5): 909-917.

130. Monaghesh E, Hajizadeh A. The role of telehealth during COVID - 19 outbreak: A systematic review based on current evidence [J]. BMC Public Health, 2020 (1): 1-9.

131. Neidell M J. Air pollution, health, and socio-economic status: The effect of outdoor air quality on childhood asthma [J]. Journal of Health Economics, 2004 (6): 1209-1236.

132. Neidell M. Information, avoidance behavior, and health the effect of ozone on asthma hospitalizations [J]. Journal of Human Resources, 2009 (2): 450-478.

133. Nemet G F, Bailey A J. Distance and health care utilization among the rural elderly [J]. Social Science & Medicine, 2000 (9): 1197-1208.

134. Patel S Y, Mehrotra A, Huskamp H A, et al. Variation in telemedicine use and outpatient care during the COVID - 19 pandemic in the United States: Study examines variation in total US outpatient visits and telemedicine use across patient demographics, specialties, and conditions during the COVID-19 pandemic [J]. Health Affairs, 2021 (2): 349-358.

135. Pui D Y H, Chen S C, Zuo Zhili. $PM_{2.5}$ in China: Measurements, sources, visibility and health effects, and mitigation [J]. Particuology, 2014, 13: 1-26.

136. Qi Jinlei, Zhang Dandan, Zhang Xiang, et al. Short-and medium-term

impacts of strict anti-contagion policies on non−COVID−19 mortality in China [J]. Nature Human Behaviour, 2022 (1): 55−63.

137. Qian Dongfu, Pong R W, Yin Aitian, et al. Determinants of health care demand in poor, rural China: The case of Gansu Province [J]. Health Policy and Planning, 2009 (5): 324−334.

138. Ramsetty A, Adams C. Impact of the digital divide in the age of COVID−19 [J]. Journal of the American Medical Informatics Association, 2020 (7): 1147−1148.

139. Richards M, Anderson M, Carter P, et al. The impact of the COVID−19 pandemic on cancer care [J]. Nature Cancer, 2020 (6): 565−567.

140. Saka O, Eichengreen B, Aksoy C G. Epidemic exposure, fintech adoption, and the digital divide [J]. National Bureau of Economic Research, 2021: w29006.

141. Schaner S. The persistent power of behavioral change: Long-run impacts of temporary savings subsidies for the poor [J]. American Economic Journal: Applied Economics, 2018 (3): 67−100.

142. Seaton A, Godden D, MacNee W, et al. Particulate air pollution and acute health effects [J]. The Lancet, 1995 (8943): 176−178.

143. Sheth J. Impact of Covid−19 on consumer behavior: Will the old habits return or die? [J]. Journal of Business Research, 2020, 117: 280−283.

144. Shigekawa E, Fix M, Corbett G, et al. The current state of telehealth evidence: A rapid review [J]. Health Affairs, 2018 (12): 1975−1982.

145. Silva J M C S, Tenreyro S. The log of gravity [J]. The Review of Economics and Statistics, 2006 (4): 641−658.

146. Smith A C, Thomas E, Snoswell C L, et al. Telehealth for global emergencies: Implications for coronavirus disease 2019 (COVID−19) [J]. Journal of Telemedicine and Telecare, 2020 (5): 309−313.

147. Sun Cong, Zheng Siqi, Wang Jianghao, et al. Does clean air increase the

demand for the consumer city? Evidence from Beijing ［J］. Journal of Regional Science, 2019 （3）: 409-434.

148. Tang Jinling, Li Liming. Importance of public health tools in emerging infectious diseases ［J］. BMJ, 2021, 375: n2374.

149. Tu Hongwei, Hu Keqi, Zhang Meng, et al. Effectiveness of 14 day quarantine strategy: Chinese experience of prevention and control ［J］. BMJ, 2021, 375: e066121.

150. Whited J D. Teledermatology research review ［J］. International Journal of Dermatology, 2006 （3）: 220-229.

151. Williamson O E. Markets and hierarchies: analysis and antitrust implications: a study in the economics of internal organization ［J］. SSRN, 1975: 1496220.

152. Wolf H C. Intranational home bias in trade ［J］. Review of Economics and Statistics, 2000 （4）: 555-563.

153. World Health Organization. Telemedicine: Opportunities and developments in member states. Report on the second global survey on eHealth ［M］. Geneva: World Health Organization, 2010.

154. World Health Organization. Global diffusion of eHealth: Making universal health coverage achievable: Report of the third global survey on eHealth ［M］. Geneva: World Health Organization, 2017.

155. Wosik J, Fudim M, Cameron B, et al. Telehealth transformation: COVID-19 and the rise of virtual care ［J］. Journal of the American Medical Informatics Association, 2020 （6）: 957-962.

156. Xiong Qiutang, Xu Ming, Li Jiao, et al. Clinical sequelae of COVID-19 survivors in Wuhan, China: A single-centre longitudinal study ［J］. Clinical Microbiology and Infection, 2021 （1）: 89-95.

157. Yip W, Fu Hongqiao, Chen A T, et al. 10 years of health-care reform in China: Progress and gaps in universal health coverage ［J］. The Lancet,

2019（10204）：1192-1204.

158. Zeltzer D, Einav L, Rashba J, et al. The impact of increased access to telemedicine［R］. National Bureau of Economic Research, 2021：w28978.

159. Zhang Junjie, Mu Quan. Air pollution and defensive expenditures：Evidence from particulate-filtering facemasks［J］. Journal of Environmental Economics and Management, 2018, 92：517-536.

160. Zhang Tao, Xu Yongjian, Ren Jianping, et al. Inequality in the distribution of health resources and health services in China：Hospitals versus primary care institutions［J］. International Journal for Equity in Health, 2017（1）：1-8.

161. Zhang Xin, Zhang Xiaobo, Chen Xi. Happiness in the air：How does a dirty sky affect mental health and subjective well-being?［J］. Journal of Environmental Economics and Management, 2017, 85：81-94.

162. Zheng Siqi, Wang Jianghao, Sun Cong, et al. Air pollution lowers Chinese urbanites' expressed happiness on social media［J］. Nature Human Behaviour, 2019（3）：237-243.

163. Zwanka R J, Buff C. COVID-19 generation：A conceptual framework of the consumer behavioral shifts to be caused by the COVID-19 pandemic［J］. Journal of International Consumer Marketing, 2021（1）：58-67.

附录 A
好大夫在线平台的服务类型

好大夫在线的在线服务主要包括三类：免费和付费的在线图文问诊、付费电话咨询和预约线下挂号。

图文问诊允许医生和患者进行异步通信（Asynchronous Communication，即双方不需要同时在线）。患者可以通过平台先向选定的医生发送文字描述和照片，然后发起在线咨询。对于免费咨询，医生可以选择回复或者拒绝答复；对于付费咨询，医生必须在 24 小时内回复患者。

电话咨询需要医患进行同步和交互式通信（Synchronous and Interactive Communication，需要双方同时在线）。医生在个人主页设定咨询价格；患者想要发起电话咨询时，平台将协助患者提交病情描述，并与医生约定通话时间。在约定时间，医患双方通过虚拟电话（VoIP）进行通话。

患者也可以通过平台与医生预约面诊。医生可以根据患者的病情描述决定是否接受这个病人问诊。预约线下公立医院的挂号通常是免费的。

一种可能的质疑是，基于位置的推荐算法会使搜索结果产生偏差，从而影响到本书的结论：如果好大夫在线对不同城市的用户显示不同的网页（例如，优先列出本地医院和医生），那么本研究的结果可能很大程度上是由推荐算法造成的。

不过，在本研究样本覆盖的时间段，患者在好大夫在线寻找医生时不会受到基于患者位置推荐的影响。患者查找医生有三种主要方式。第一种方式是按医院搜索：用户先选择省份，再选择城市，最后选择医院；第二种方式是按科室搜索：用户选择一个科室，平台再提供科室和医生列表，其排序是基于服务量和患者评分。第三种方式是按疾病类型进行搜索：用户选择疾病类型，随后平台展示医生列表。以上三种选择方式均不会基于患者所在位置推荐医生。

为了更好地证明医生排序与患者位置无关，作者在四个城市打开好大夫在线网页，并对相关搜索结果进行截图。附图 B.1~B.3 分别为按医院、按科室、按疾病类型搜索的截图；四个城市分别为北京（位于华北）、上海（位于华东）、重庆（位于西南）、费城（位于美国东北部）。可以看出，不论患者在什么地方访问该网站，网页所展示的省份、城市、医院、科室和医生的列表都是相同的排序。

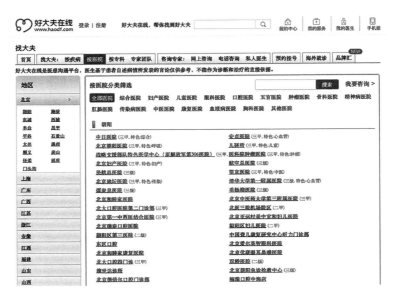

图 B.1（a）　按照医院类型搜索医生时呈现的界面（北京用户的截图）

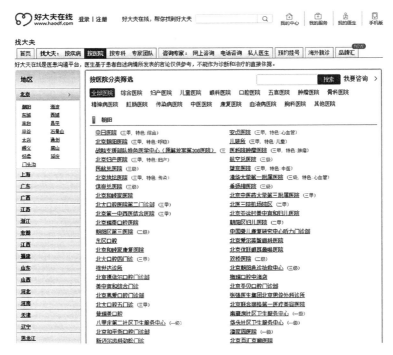

图 B.1（b）　按照医院类型搜索医生时呈现的界面（上海用户的截图）

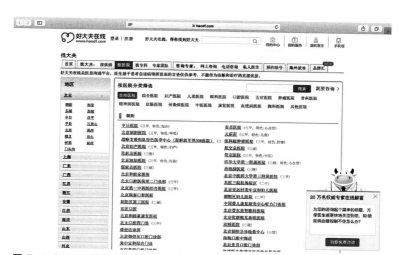

图 B.1（c）　按照医院类型搜索医生时呈现的界面（重庆用户的截图）

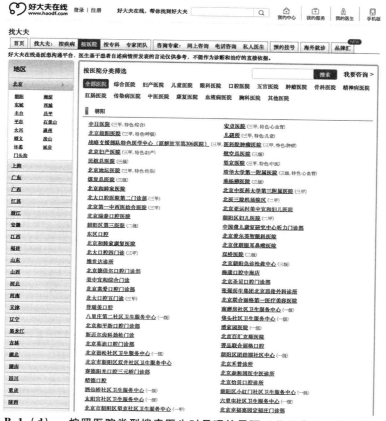

图 B.1（d）　按照医院类型搜索医生时呈现的界面（美国费城用户的截图）

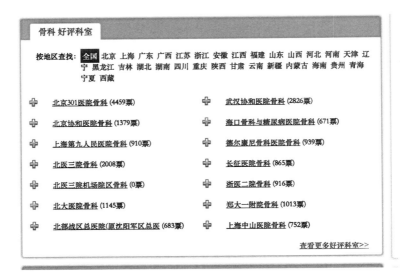

图 B.2（a）　按照科室搜索医生时呈现的界面（北京用户的截图）

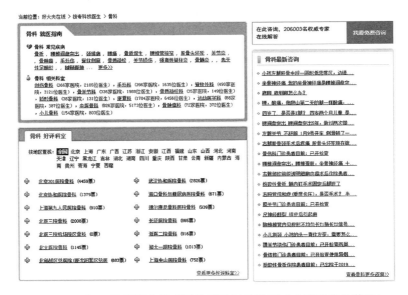

图 B.2（b）　按照科室搜索医生时呈现的界面（上海用户的截图）

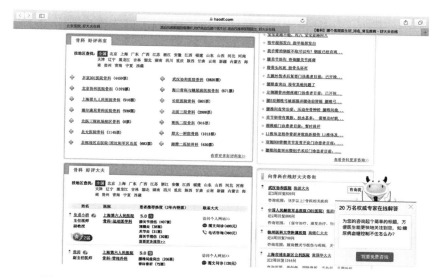

图 B. 2（c）　按照科室搜索医生时呈现的界面（重庆用户的截图）

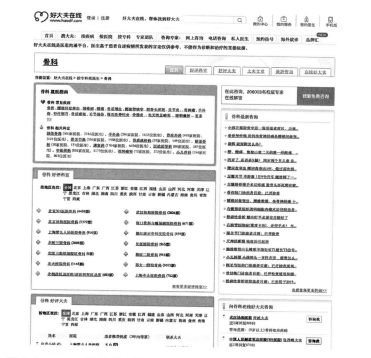

图 B. 2（d）　按照科室搜索医生时呈现的界面（美国用户的截图）

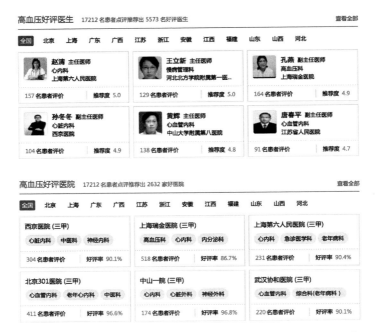

图 B.3（a）　　按照疾病类型搜索医生时呈现的界面（北京用户的截图）

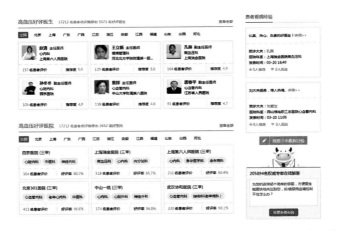

图 B.3（b）　　按照疾病类型搜索医生时呈现的界面（上海用户的截图）

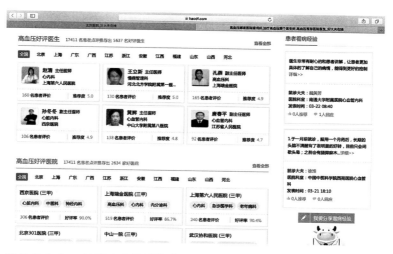

图 B. 3（c）　按照疾病类型搜索医生时呈现的界面（重庆用户的截图）

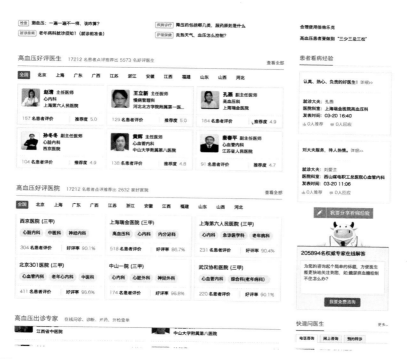

图 B. 3（d）　按照疾病类型搜索医生时呈现的界面（美国费城用户的截图）

附录 C
引力模型的启发性证明框架

为了佐证第三章使用引力模型的合理性，本节提供一个基于患者选择模型的启发性框架。首先按照 McFadden（1974）的思路建立随机效用选择模型（Random Utility Choice Model）。假设患者所在位置有 P 个，医生所在位置有 D 个，且平台上医生和患者人数外生决定；将位于 p 位置的患者依次标记为 $i = 1, \cdots, N_p$，而将 d 位置的医生依次标记为 $j = 1, \cdots, M_d$。如果位于 p 位置的患者 i 向位于 d 位置的医生 j 发起在线咨询，则其效用为：

$$u_{ipjd} = \gamma + \mu_{p,d} + \epsilon_{ipjd} \tag{C-1}$$

此处 γ 是在线问诊的恒定价值。$\mu_{p,d}$ 是影响到患者效用的因素，例如地理距离、交通成本、语言和文化相似性等；这些因素可能受到医生所在地和患者所在地的其他特征的影响。ϵ_{ipjd} 是患者 i 和医生 j 独有的扰动项。假定患者选择时完全理性，ϵ_{ipjd} 对医生和患者来说独立且同分布，并服从 I 型极值分布（Type-I extreme value distribution），则位于 p 位置的患者 i 选择位于 d 位置的医生 j 的可能性可以表示为：

$$\Pr\{patient\ i\ at\ p\ consulting\ a\ doctor\ at\ d\} = \frac{M_d exp(\gamma + \mu_{p,d})}{\sum_{d'=1}^{D} M_{d'} exp(\gamma + \mu_{p,d'})} \tag{C-2}$$

这个公式与多项 logit 选择概率（multinomial logit choice probabilities）的表达式相同，M_d 表示位于 d 位置的医生数量。

为简便起见，此处将（C-2）乘以位于 p 位置的患者总人数 N_p，得到位

于 p 位置的患者向位于 d 位置的医生发起服务量的期望值。对公式两边取自然对数，并增加扰动项 $\in_{p,d}$，可以得到以下表达式：

$$\ln(C_{p,d}) = \mu_{p,d} + ln(M_d) + [\, ln(N_p) - ln(\Sigma_{d'=1}^{D} M_{d'} exp(\gamma + \mu_{p,d'}))\,]\, + \gamma + \in_{p,d} \tag{C-3}$$

此处 $C_{p,d}$ 是位于 p 位置的患者向位于 d 位置的医生发起在线问诊的总服务量。需要注意的是，表达式右侧有一些是基于医生、患者各自位置的常数项。按照相关文献的处理方法（Hortaçsu et al., 2009；Lendle et al., 2016），进一步将患者通过在线问诊获得的效用构建为距离和相关因素的函数：

$$\mu_{p,d} = \beta_d ln(D_{p,d}) + \beta_{SP} SP_{p,d} + \beta_{SR} SR_{p,d} \tag{C-4}$$

其中 $D_{p,d}$ 是医患双方之间的地理距离，$SP_{d,p}$ 是同省份虚拟变量，$SR_{d,p}$ 是同区域（不同省份）虚拟变量。将（C-4）带入（C-3）中，并且对符号做一些变换，可以得到本书所使用的引力模型回归方程：

$$ln(C_{p,d}) = \beta_c ons + \beta_d ln(D_{p,d}) + \beta_{SP} SP_{p,d} + \beta_{SR} SR_{p,d} + \nu_p + \nu_d + \in_{p,d} \tag{C-5}$$

其中 ν_p 代表患者所在地的特征，吸收了 $ln(N_p)$ 和 $ln(\Sigma_{d'=1}^{D} M_{d'} exp(\gamma + \mu_{p,d'}))$，而 ν_d 代表医生所在的特征，吸收了 $ln(M_d)$；这两项可以理解为医生所在地和患者所在地的固定效应，会吸收省级层面的医生定价策略、价格水平、平均服务质量、患者购买力、方言、文化和其他省级社会经济变量等。方程中的 β 就是要估计的系数。

附录 D
其他附图和附表

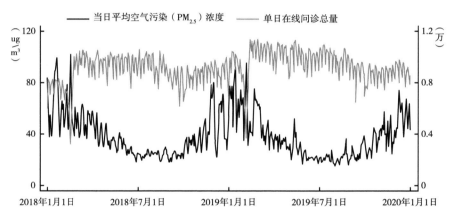

图 D-1　2018~2020 年单日空气污染和在线问诊量变动趋势

注：PM$_{2.5}$浓度基于生态环境部的数据计算，在线问诊总量数据根据好大夫在线平台的在线问诊交易订单数据汇总计算。本图主要用于佐证本研究所发现的效应不是由污染程度和在线问诊发展趋势的伪相关关系造成。

表 D-1　分科室原始估计结果

项目	呼吸科	心血管内科	儿科	精神心理科	消化内科	内分泌科	混合样本
	(1)	(2)	(3)	(4)	(5)	(6)	(7)
被解释变量				ln(在线问诊总量)			
$\ln(PM_{2.5})$	0.0413***	0.0304***	0.0356***	0.0189**	0.0087	0.0038	0.0114
	(0.0072)	(0.0075)	(0.0085)	(0.0077)	(0.0064)	(0.0057)	(0.0074)
$\ln(PM_{2.5})$×空气污染相关科室(=1)							0.0359***
							(0.0098)
一阶段 KP-F 值	83.33	83.33	83.33	83.33	83.33	83.33	83.33
样本量	173740	173740	173740	173740	173740	173740	347480
天气变量	是	是	是	是	是	是	是
固定效应	是	是	是	是	是	是	是

注：天气变量包括温度、露点温度（代表相对湿度）、降水量和风速，固定效应包括城市固定效应和日期固定效应。第（7）列的基准组为消化内科和内分泌科的问诊，而虚拟变量"空气污染相关科室"在呼吸科、心血管内科、儿科和精神心理科取值为 1，否则为 0。括号内呈现的是聚类在"省份—年月"层面的标准误。*** p<0.01，** p<0.05，* p<0.1。

表 D-2　与空气污染关联较小科室

项目	肿瘤科	妇产科	肾病内科	中医科	外科	眼科
	(1)	(2)	(3)	(4)	(5)	(6)
被解释变量			ln(在线问诊总量)			
ln(PM$_{2.5}$)	0.0049	0.0052	0.0058	0.0002	0.0114	0.0031
	(0.0078)	(0.0089)	(0.0055)	(0.0072)	(0.0088)	(0.0055)
一阶段 KP-F 值	83.33	83.33	83.33	83.33	83.33	83.33
样本量	173740	173740	173740	173740	173740	173740
天气变量	是	是	是	是	是	是
固定效应	是	是	是	是	是	是

注：天气变量包括温度、露点温度（代表相对湿度）、降水量和风速。***p<0.01，**p<0.05，*p<0.1。固定效应包括城市固定效应和日期固定效应。括号内呈现的是聚类在"省份—年月"层面的标准误。

表 D-3　距离对线上电话咨询交易总金额的影响

项目	(1)	(2)	(3)
		ln（电话咨询交易总金额）	
ln（地理距离）	-1.239***	-0.745***	-0.548***
	(0.077)	(0.068)	(0.068)
同省份虚拟变量		2.914***	3.391***
		(0.183)	(0.207)
同区域虚拟变量			0.479***
			(0.092)
医生省份固定效应	是	是	是
患者省份固定效应	是	是	是
样本量	961	961	961
调整后的 R^2	0.91	0.94	0.96

注：本表使用好大夫在线的交易数据，被解释变量是相应样本的线上电话咨询交易总金额（服务量乘以价格）加 1 并取自然对数。自变量的测量和取值方式与表 3-3 基本相同。括号中呈现的是聚类在患者省份层面的标准误。*** p<0.01，** p<0.05，* p<0.1。

图书在版编目（CIP）数据

解码互联网医疗需求：经济学理论与大数据实证 /
许多著 . --北京：社会科学文献出版社，2023.12
ISBN 978-7-5228-2920-3

Ⅰ.①解… Ⅱ.①许… Ⅲ.①互联网络-应用-医疗
保健事业-研究-中国 Ⅳ.①R199.2-39

中国国家版本馆 CIP 数据核字（2023）第 236230 号

解码互联网医疗需求
——经济学理论与大数据实证

著　　者／许　多

出 版 人／冀祥德
责任编辑／陈　颖　朱　勤
责任印制／王京美

出　　　版／社会科学文献出版社（010）59367127
　　　　　　地址：北京市北三环中路甲 29 号院华龙大厦　邮编：100029
　　　　　　网址：www.ssap.com.cn
发　　　行／社会科学文献出版社（010）59367028
印　　　装／三河市东方印刷有限公司

规　　　格／开　本：787mm×1092mm　1/16
　　　　　　印　张：11.75　字　数：178 千字
版　　　次／2023 年 12 月第 1 版　2023 年 12 月第 1 次印刷
书　　　号／ISBN 978-7-5228-2920-3
定　　　价／88.00 元

读者服务电话：4008918866